ZETEMATA

MONOGRAPHIEN
ZUR KLASSISCHEN ALTERTUMSWISSENSCHAFT
BEGRÜNDET VON
ERICH BURCK UND HANS DILLER
IN VERBINDUNG MIT
THOMAS BAIER UND DIETER TIMPE
HERAUSGEGEBEN VON
ECKARD LEFÈVRE UND GUSTAV ADOLF SEECK
HEFT 136

Am Ende des Lebens.
Alter, Tod und Suizid in der Antike

von

HARTWIN BRANDT

VERLAG C.H.BECK MÜNCHEN

Bibliographische Information Der Deutschen Bibliothek

Die Deutsche Bibliothek verzeichnet diese Publikation in der Deutschen Nationalbibliographie; detaillierte bibliographische Daten sind im Internet über *http://dnb.ddb.de* abrufbar.

Satz und Layout: Ulrike Peter, Berlin
Druck und Bindung: Druckhaus „Thomas Müntzer" GmbH, Bad Langensalza
Gedruckt auf säurefreiem, alterungsbeständigem Papier
(hergestellt aus chlorfrei gebleichtem Zellstoff)
Printed in Germany
ISSN 1610-4188
ISBN 978 3 406 60169 9

www.beck.de

Den Freunden in Providence

INHALT

VORWORT

Das vorliegende Buch verdankt seine Existenz der Großzügigkeit der Gerda Henkel-Stiftung und der Generosität und Gastfreundschaft der Brown University in Providence (USA). Als „Henkel-Brown-Fellow“ durfte ich zusammen mit meiner Familie ein wunderbares Forschungsjahr (Herbst 2006–Sommer 2007) in Providence verbringen und konnte dort die wesentlichen Vorarbeiten für dieses Buch verrichten.

Mein erster und herzlicher Dank richtet sich daher an den Vorsitzenden des Vorstands der Gerda Henkel-Stiftung, Herrn Dr. Michael Hanssler, und an das Department of Classics der Brown University, besonders an Debby Boedeker und Kurt A. Raaflaub.

Die weitgehende Fertigstellung der Monographie gelang im Forschungsfreisemester 2009, für dessen Gewährung ich dem Freistaat Bayern und der Otto-Friedrich-Universität meinen Dank abstatte. Für die Aufnahme meiner Arbeit in die „Zetemata“ danke ich herzlich dem Herausgebergremium, besonders meinem ehemaligen Bamberger Kollegen Thomas Baier.

Meine Forschungen zur Alters- und Generationenthematik profitieren seit Jahren von der Arbeit im Bamberger DFG-Graduiertenkolleg 1047 „Generationenbewußtsein und Generationenkonflikte in Antike und Mittelalter“ und von meiner Mitgliedschaft als Senior Fellow im „Max Planck International Research Network on Aging (MaxnetAging)“. Dem viel zu früh verstorbenen Nestor der deutschen Altersforschung, Paul B. Baltes, verdanke ich nicht nur die Aufnahme ins „MaxnetAging“, sondern auch manches inspirierende Gespräch.

Daß auch dieses Buch im Verlag C. H. Beck erscheint, ist mir eine besondere Freude, und so richtet sich mein abschließender Dank wieder einmal an den Verlag insgesamt und insbesondere an das Lektorat Dr. Stefan von der Lahrs.

Bamberg, im Januar 2010 — Hartwin Brandt

EINLEITUNG

Der spanische Gelehrte und Kirchenvater Isidor von Sevilla (ca. 560–636 n. Chr.) unterscheidet in seinen „Etymologiae", einem im 6. Jh. n. Chr. verfaßten Werk, zwischen „senium" einerseits und „senectus" oder „senecta" andererseits:

„Senium autem pars est ultima senectutis dicta quod sit terminus sextae aetatis ... Senectus autem multa secum et bona adfert et mala. Bona, quia nos ab inpotentissimis dominis liberat, voluptatibus inponit modum, libidinis frangit impetus, auget sapientiam, dat maturiora consilia. Mala autem, quia senium miserrimum est debilitate et odio."

„Senium ist die letzte Phase von senectus, und der Ausdruck rührt davon, daß es das Ende des sechsten Alters bezeichnet ... Das hohe Alter (senectus) bringt viele Dinge mit sich, manche gute, manche schlechte: gute, da es uns von den maßlosesten Herren befreit: Es setzt den Vergnügungen Grenzen, es bricht die Macht körperlicher Leidenschaft, es vermehrt die Weisheit, und es gewährt klügeren Rat. Schlechte, freilich, da senium im höchsten Maße elend ist wegen seiner Hinfälligkeit und des mit ihm verbundenen Ekels."[1]

Diese Differenzierung zwischen dem als positiv verstandenen hohen Alter und dem negativ konnotierten, da mit Debilität und Mißempfinden verbundenen Greisentum bietet Anknüpfungspunkte an die moderne Altersforschung, die in Deutschland in den letzten Jahrzehnten maßgeblich von Paul B. Baltes und seiner Schule geprägt worden ist.[2] Auf Baltes geht auch das inzwischen in der aktuellen Altersforschung etablierte Konzept des sogenannten ‚vierten Alters' (bzw. des ‚oldest old age') zurück, welches ungefähr mit dem Lebenszeitraum der 80- bis 100-Jährigen gleichzusetzen

---

1 Isid. orig. 11, 2, 8. 30; vgl. auch Isid. Diff. 2, 20, 77 (PL 83, 81): „inter senectutem et senium hoc differt, quod senectus vergens aetas a iuventute in senium, nondum tamen decrepita; senium vero est fessa atque extrema aetas, et vitam ultimam anhelans." Dazu und zu weiteren einschlägigen Stellen siehe Parkin 2003, 228ff.

2 Als bahnbrechend hat sich vor allem die von Baltes initiierte Berliner Altersstudie erwiesen: P. B. Baltes/K. U. Mayer (Hrsgg.), Die Berliner Altersstudie, Berlin 1996. Weitere Hinweise finden sich in den Anmerkungen bei P. B. Baltes, Alter(n) als Balanceakt: Im Schnittpunkt von Fortschritt und Würde, in: Gruss 2007, 307.

ist und nahezu unweigerlich mit Defiziten, fortschreitendem körperlichen und geistigen Abbau verbunden ist.[3] Was die moderne Gerontopsychologie und Geriatrie in aufwendigen Studien und Analysen zu begreifen und in vielen verschiedenen Facetten zu beschreiben sucht, ist in der antiken, von Isidor prägnant formulierten Dichotomie von (eher positiv verstandener) „senectus" und (negativ akzentuiertem) „senium" bereits grob präfiguriert. In noch knapperer, wenngleich weniger klar ausformulierter Form als bei Isidor von Sevilla findet sich dieses Begriffspaar auch bei dem spätantiken Grammatiker Nonius Marcellus: "senium est taedium et odium: dictum a senectute, quod senes omnibus odio sint et taedio."[4]

Auch im Denken der Antike existierte also bereits ein gerontologisches Phasenmodell des Alterungsprozesses und gab es etwa die an das angesprochene moderne Konzept des vierten Alters erinnernde Vorstellung des „äußersten hohen Alters", des γῆρας ἔσχατον,[5] welches mit Demenz einhergehen konnte: „Warum werden viele Menschen dement, wenn sie das äußerste hohe Alter erreichen, einen Alterszustand, welcher als trocken erwiesen wurde? Wir werden darlegen, daß dies nicht ein Resultat von Trockenheit, sondern von Erkaltung ist. Denn diese beschädigt eindeutig alle seelisch-geistigen Aktivitäten." [6] Dieser Äußerung des berühmtesten Medizinschriftstellers der römischen Kaiserzeit, des Pergameners Galenos,[7] ließen sich etliche weitere Stellen etwa aus dem „Corpus Hippocraticum" an die Seite stellen, die in ihrer Summe zwar nicht die Gleichsetzung von Greisenalter und notorischer Krankheit ergeben, wohl aber ein deutliches,

---

3 Baltes, in: Gruss 2007, 25ff.

4 Nonius Marcellus 3 L.: „Altersschwäche bedeutet Ekel und Verdruß: sie wird benannt nach dem Greisenalter, weil die Greise allen abscheulich und widerwärtig sind." Zu Nonius Marcellus siehe P. L. Schmidt, s. v. Nonius (III 1) Marcellus, Der Neue Pauly 8, 2000, 994f.

5 Siehe zum Beispiel Hippocrat. De regim. I 31, 1 (CMG I 2, 4, Berlin 1984, p. 148); vgl. Galen. De propriis placitis 7, 3 (CMG V 3, 2 Berlin 1999, p. 78): „in senii fine." Weitere Stellen verzeichnet Magdelaine 2003, 61ff.

6 Galen. Quod animi mores corporis temperamenta sequuntur 5 (Bd. 4, p. 786–787 Kühn): διὰ τί τοίνυν εἰς ἔσχατον ἀφικνούμενοι γῆρας παρεληρήθησαν οὐκ ὀλίγοι, τῆς τοῦ γήρως ἡλικίας ἐπιδεδειγμένης εἶναι ξηρᾶς; οὐ διὰ τὴν ξηρότητα φήσομεν, ἀλλὰ διὰ τὴν ψυχρότητα· φανερῶς γὰρ αὕτη πᾶσι τοῖς ἔργοις τῆς ψυχῆς λυμαίνεται. Vgl. Parkin 2003, 252ff.; Magdelaine 2003, 75. Zur Assoziation von Kälte und Trockenheit mit dem zum Tode führenden Greisenalter siehe nur Galen (wie oben Anm. 5) mit den weiteren Hinweisen von V. Nutton (CMG V 3, 2, Berlin 1999, p. 160f.).

7 Siehe zu seiner Biographie und seinen schriftstellerischen Tätigkeiten zuletzt nur H. Schlange-Schöningen, Die römische Gesellschaft bei Galen. Biographie und Sozialgeschichte, Berlin/New York 2003 sowie jetzt Hankinson 2008.

empirisch gesättigtes Bewußtsein von der Nähe von „senium“ und (körperlicher wie geistiger) „debilitas“ erkennen lassen.[8]

Folgerichtig warfen Altersleiden und Altersqualen bereits in der Antike die Frage danach auf, ob ein solches Leben denn überhaupt noch lebenswert sei und ob man nicht lieber den Tod herbeiwünschen als ein derartiges Leben erdulden solle. Daß dies beileibe keine selten gestellte Frage war, belegen zahlreiche, später noch eingehender vorzustellende und zu behandelnde Textstellen. Hier sei zunächst nur ein Brief des jüngeren Plinius aus dem späten 1. Jh. n. Chr. angeführt, in welchem er das Schicksal seines Freundes, des im fortgeschrittenen Alter nach langwieriger Krankheit die „mors voluntaria“ erwägenden Rechtsgelehrten Titius Aristo, im Detail schildert.[9]

„Mich erschüttert die langwierige, hartnäckige Krankheit des Titius Aristo, den ich über alles bewundere und schätze ... Du würdest staunen, könntest Du mit ansehen, wie geduldig er seinen Zustand erträgt, wie er gegen die Schmerzen angeht, wie er den Durst bekämpft, wie er die unsagbare Fieberhitze unbewegt unter der Decke über sich ergehen läßt. Kürzlich rief er mich und mit mir einige andere, die er besonders schätzt, zu sich und bat uns, die Ärzte über den weiteren Verlauf seiner Krankheit auszuhorchen; sei sie unheilbar, werde er freiwillig aus dem Leben scheiden, sei sie nur schwer zu behandeln und langwierig, wolle er durchhalten und bleiben. Denn er müsse sich den Bitten seiner Frau, den Tränen seiner Tochter und auch uns Freunden fügen, um nicht unsre Hoffnungen, sofern sie nicht eitel seien, durch einen freiwilligen Tod zu enttäuschen. Diese Haltung scheint mir überaus schwer zu sein und besondere Anerkennung zu verdienen. Mit Ungestüm unüberlegt in den Tod zu rennen, das hätte er mit vielen gemeinsam, aber sich zu besinnen, das Für und Wider gegeneinander abzuwägen und dann, wie der Verstand es rät, den Entschluß zum Leben oder Tod zu fassen, das zeugt von einem starken Charakter.“[10]

---

8 Weitere Stellen bei Parkin 2003, 252ff. sowie bei G. Wöhrle, Der alte Mensch im Spiegel der antiken Medizin, in: Herrmann-Otto 2004, besonders 26ff.

9 Plin. ep. 1, 22 (lateinisch-deutsch mit eigenen Änderungen nach H. Kasten, Berlin 1982, 57ff.); näher zu diesem Text siehe Müller 2003, 286ff. und unten S. 118; zu Aristo siehe Sherwin-White 1966, 136f.

10 Plin. ep. 1, 22, 1. 7–10: „perturbat me longa et pertinax valetudo Titi Aristonis, quem singulariter et miror et diligo ... Mirareris, si interesses, qua patientia hanc ipsam valetudinem toleret, ut dolori resistat, ut sitim differat, ut incredibilem febrium ardorem immotus opertusque transmittat. nuper me paucosque mecum, quos maxime diligit, advocavit rogavitque, ut medicos consuleremus de summa valetudinis, ut, si esset insuperabilis, sponte exiret e vita, si tantum difficilis et longa, resisteret maneretque: dandum enim precibus uxoris, dandum filiae lacrimis, dandum etiam nobis amicis, ne spes nostras, si modo non essent inanes, voluntaria morte desereret. Id ego arduum in primis et praecipua laude dignum puto. nam impetu quodam et instinctu procurrere ad mortem com-

Der Brief ist ein aufschlußreiches Dokument für die bereits antike (und bis in unsere Tage anhaltende), mit Leidenschaft und moralischen und ethischen Erwägungen und Vorbehalten aller Art geführten Diskussionen über den im hohen Alter durch schweres Leiden induzierten Freitod. Von besonderem Interesse ist hier zunächst die Bemerkung des Plinius, daß „viele Menschen" einen vorzeitigen Tod suchten („procurrere ad mortem commune cum multis"), denn sie dokumentiert die offenbar tatsächlich weitere Verbreitung eines Phänomens, das in den antiken Quellen in der Regel gar nicht oder nur äußerst schwer zu fassen ist. Über die möglichen Gründe für diese schlechte Quellenlage und die sich daraus ergebenden methodischen Schwierigkeiten wird noch zu handeln sein, jedenfalls sollte nicht vorschnell (und im Rückgriff auf neuzeitliche Verhältnisse) von einer Tabuisierung der Selbsttötung bei Griechen und Römern die Rede sein. Die Ärzte, denen natürlich auch schon in der Antike in diesen Diskussionen um Altersleiden und Todessehnsucht eine besonders prominente Rolle gebührte, waren sich der Bedeutung dieses Themas jedenfalls klar bewußt, wie ein Abschnitt aus Galens um 180 n. Chr. verfaßter Schrift „De sanitate tuenda" erhellt, aus einem Werk, das eine umfassende diätetische Empfehlung geben möchte und unter anderem auch wegen verfehlter Lebensführung eingetretene Alterskrankheiten benennt.[11] In diesem Kontext fragt Galen:[12]

„Ist es denn nicht scheußlich, wenn jemand, dem an sich die allerbeste Veranlagung zuteil wurde, wegen Fußgicht von anderen getragen werden muß, wenn Schmerzen ihn verzehren wegen seiner Blasen- oder Nierensteine und eines Dickdarmleidens und weil er aufgrund seiner schlechten Säftemischung ein Geschwür in der Blase hat? Ist es nicht scheußlich, wenn einer wegen seiner schweren Gicht seine eigenen Hände nicht gebrauchen kann und so auf einen anderen angewiesen ist, der ihm seine Nahrung zum Mund führt und ihm beim Stuhlgang den Hintern abwischt? Da wäre es

mune cum multis, deliberare vero et causas eius expendere, utque suaserit ratio vitae mortisque consilium vel suscipere vel ponere ingentis est animi."

11 Dies und das folgende (auch die deutsche Übersetzung) nach Luchner 2004, 68–70; vgl. ferner Magdelaine 2003, 73.

12 Galen. De sanitate tuenda 5, 1, 25f. (ed. K. Koch, CMG V 4, 2, Berlin 1923, p. 137f.): πῶς οὖν οὐκ αἰσχρόν ἐστιν ἀρίστης φύσεως τυχόντα βαστάζεσθαι μὲν ὑπ' ἄλλων διὰ ποδάγραν, κατατείνεσθαι δὲ ταῖς ὀδύναις λιθιῶντα καὶ κόλον ἀλγοῦντα καὶ κατὰ κύστιν ἕλκος ἐκ κακοχυμίας ἔχοντα; πῶς δ' οὐκ αἰσχρόν ἐστι διὰ τὴν θαυμαστὴν ἀρθρῖτιν ἀδυνατοῦντα χρῆσθαι ταῖς ἑαυτοῦ χερσὶν ἑτέρου δεῖσθαι τοῦ προφέροντος τὴν τροφὴν τῷ στόματι καὶ τοῦ τὴν ἕδραν ἀπονίζοντος ἐν τῷ ἀποπάτῳ; ἄμεινον γάρ, ὅτι μὴ παντάπασιν εἴη μαλακός, ἑλέσθαι δὴ μυριάκις τεθνάναι, πρὶν τοιοῦτον ὑπομεῖναι βίον.

nämlich besser, wenn man nicht völlig verweichlicht ist, tausendmal eher dem Tod den Vorzug zu geben, als in einem solchen Leben auszuharren."

Galens zuletzt formulierte, reichlich salopp klingende und für einen praktizierenden Arzt wahrhaft bemerkenswerte Einschätzung berührt einen weiteren (ebenfalls direkt in die aktuellen Diskussionen unserer Zeit hineinführenden) Themenkomplex, nämlich die Rolle und die Pflichten des Arztes sowie die Möglichkeiten und Grenzen ärztlichen Handelns in der griechisch-römischen Antike. Auch diese schwierigen Fragen lassen sich hier zunächst durch einen Abschnitt aus dem Briefcorpus des jüngeren Plinius näher andeuten. Im zwanzigsten Brief seines zweiten Epistelbuches illustriert Plinius die schändlichen Verhaltensweisen des von ihm notorisch attackierten Rechtsverdrehers Regulus, [13] und zwar am Beispiel der von Regulus unter Druck gesetzten Ärzte, die den alten, todkranken, reichen consularis Velleius Blaesus behandelten, von dessen Testament sich Regulus ein einträgliches Legat erhoffte: [14]

> „Velleius Blaesus, der wohlhabende Konsular, lag in den letzten Zügen und wünschte sein Testament zu ändern. Regulus erhoffte sich etwas von der neuen Fassung, weil er kürzlich begonnen hatte, ihm um den Bart zu gehen, und so mahnte und bat er denn die Ärzte, dem Manne auf jede mögliche Weise das Leben zu verlängern. Kaum ist das Testament unterzeichnet, tauscht er die Rolle und spricht in ganz anderm Ton mit den Ärzten: ‚Wie lange wollt ihr den Ärmsten noch quälen? Warum mißgönnt ihr ihm die Wohltat des Todes, dem ihr das Leben nicht retten könnt?' Blaesus stirbt, und als hätte er alles gehört – kein roter Heller für Regulus."

Hervorhebung verdient zunächst einmal die Tatsache, daß die behandelnden Ärzte offenbar starkem Druck seitens Dritter ausgesetzt waren beziehungsweise sein konnten, wenn es um die Behandlung alter, dem Tod geweihter Menschen ging. Und daneben ist vor allem die Formulierung „bona mors", ‚einen guten Tod' (haben), herauszustreichen. Nichts anderes bedeutet das griechische εὐθανασία, [15] und damit sind nun zusätzlich auch die Themen ärztliche Sterbehilfe und Euthanasie angesprochen,

13 Zu M. Aquilius Regulus s. Sherwin-White 1966, 93f.: „Son of a ruined exile, he gained place and fortune by his ability as an advocate on both civil and criminal courts. Nothing is known of his senatorial career after his quaestorship."

14 Plin. ep. 2, 20, 7–8 (zu Velleius Blaesus s. ebenfalls Sherwin-White 1966, 203): „Velleius Blaesus, ille locuples consularis, novissima valetudine conflictabatur, cupiebat mutare testamentum. Regulus, qui speraret aliquid ex novis tabulis, quia nuper captare eum coeperat, medicos hortari, rogare, quoquo modo spiritum homini prorogarent. postquam signatum est testamentum, mutat personam, vertit adlocutionem isdemque medicis: ‚quousque miserum cruciatis? quid invidetis bona morte, cui dare vitam non potestis?' moritur Blaesus et, tamquam omnia audisset, Regulo ne tantulum quidam."

15 Poseidipp. frgm. 19 PCG; Vogt 1982, 70; Potthoff 1982, 18ff.

folglich alle wesentlichen Gegenstände, denen die vorliegende Monographie gilt.

Dieses Buch operiert mit einem bewußt breit gehaltenen Verständnis von Suizidalität, wie es in der modernen geriatrischen und neuro-psychiatrischen Forschung entwickelt worden ist. Demzufolge ist Suizidalität „die Summe aller Denk- und Verhaltensweisen eines Menschen oder einer Gruppe, die in Gedanken oder durch Handlung, aktiv und passiv durch Unterlassen oder Handelnlassen den eigenen Tod anstrebt beziehungsweise diesen im Rahmen der entsprechenden Handlungen in Kauf nimmt.“[16] Diese Definition erlaubt es, „den Bogen zu schlagen vom Suizid und Suizidversuch bis zum Unterlassen beziehungsweise Handelnlassen mit der Zielsetzung des Todes.“[17]

Das vorrangige Ziel dieses Buches besteht darin, einem altertumswissenschaftlichen Forschungsdesiderat abzuhelfen und den bislang niemals systematisch untersuchten Zusammenhang von hohem Lebensalter, Alterskrankheiten und Alterssuizid auszuleuchten.[18] Erst jüngst ist im Rahmen einer erneuten Interpretation des berühmten hippokratischen Eides behauptet worden, daß der leidens-, krankheits- und altersbedingte Suizid im Altertum kaum eine Rolle gespielt haben dürfte,[19] und auf dieser Behauptung basiert dann auch wesentlich eine anschließend vorgestellte Deutung des Eidestextes. Es wird sich jedoch im Laufe der vorliegenden

16 M. Wolfendorf u. a., Suizidalität, in: H. Förstl (Hrsg.), Therapie neuro-psychiatrischer Erkrankungen im Alter, München 2001, 210.

17 P. Netz, Suizidalität im Alter – medizinische, rechtliche und gesellschaftliche Aspekte, in: Wolfslast/Schmidt 2005, 81. Weitergehende theoretische Vorüberlegungen scheinen mir mit Blick auf das verfügbare antike Material unangebracht. Während etwa die neuzeitliche Geschichtswissenschaft zwischen ‚Suizid‘, ‚Selbstmord‘ und ‚Freitod‘ differenzieren zu können meint (vgl. Baumann 2001, 1–5), benutze ich diese Begriffe weitgehend synonym. Auch eine intensivere Auseinandersetzung mit dem zum Klassiker avancierten Buch über den Selbstmord von E. Durkheim (Durkheim 1897) erscheint hier unnötig. Durkheims Verdienste sind längst ausführlich gewürdigt worden, die mangelnde Anwendbarkeit seiner kategorialen Unterscheidungen auf die griechisch-römische Antike aber ebenfalls (Hill 2004, 4–15).

18 Als einschlägige Titel sind hier eigentlich nur der kurze Aufsatz von Schadewaldt 1977, das ausgezeichnete Kapitel 4 („Le refus absolu de la maladie: le suicide“) bei Gourevitch 1984 (169–216), die instruktiven Ausführungen von Lebek 2002, 265–276 sowie der Beitrag von Elders 1983 zu nennen. Auf den ersten Blick könnte der Titel des Aufsatzes von Elders den Eindruck erwecken, als habe dieser bereits ebenfalls in Kurzform das geleistet, was Gegenstand dieses Buches sein soll, doch dieser eventuelle Eindruck trügt. Denn Elders bietet nur eine weitgehend additive (und sehr lückenhafte) Aufzählung philosophischer Positionen zu den drei Themen Alter, Tod und Freitod, ohne diese argumentativ miteinander zu verbinden.

19 Rütten 1997, 78–88.

Abhandlung herausstellen, daß zumindest plausible Argumente für die gegenteilige Auffassung beigebracht werden können, der zufolge dem (leidens-, krankheits- und altersinduzierten) Suizid alter Menschen eine größere Bedeutung zugekommen ist als gemeinhin angenommen wird. Und auch die potentiellen Auswirkungen dieser Erkenntnis auf das Verständnis und die Interpretation des hippokratischen Eides werden in den weiteren Ausführungen noch mehrmals zur Sprache kommen.

Allerdings geht es in diesem Buch, worauf explizit und mit Nachdruck hingewiesen sei, keinesfalls darum, angesichts der in modernen westlichen Gesellschaften virulenten Debatten um Sterbehilfe, ärztliches Ethos, Patientenselbstbestimmung und sogenanntes humanes Sterben irgendwelche Diskussionshilfen zu bieten oder wirkungsorientierte Beiträge zu einer vergleichenden Betrachtungsweise zu liefern.[20] Zwar mögen die Interessen und Perspektiven der eigenen Gegenwart auch Einfluß haben auf die Auswahl von Forschungsgegenständen – und dies gilt gewiß etwa für die in den letzten Jahren weit über den althistorischen Bereich hinaus blühenden Zweige der Suizid-, Alters- und Krankheitsforschung sowie für den ‚thanatologischen Diskurs' überhaupt – ,[21] doch spielen derlei Erwägungen für die Konzeption dieses Buches keine Rolle. Gelegentliche Blicke über den althistorischen Tellerrand hinaus ins Mittelalter, die frühe Neuzeit oder gar die Zeitgeschichte, die bisweilen dennoch in den folgenden Ausführungen begegnen werden, dienen allein analytischen Zwecken und sollen keinesfalls irgendeine Bedeutung der antiken Phänomene für die aktuelle Gegenwart auf dem hier untersuchten Feld reklamieren.

Die einzelnen Themenfelder, die hier zusammengefügt werden sollen, da sie, was hoffentlich deutlich werden wird, tatsächlich Teile eines eigenen kohärenten Themengebietes darstellen, sind, für sich genommen, in den vergangenen zwanzig Jahren verstärkt in den Blick der Altertumswissen-

---

20 Dies ist etwa im Falle der jüngsten Monographie von K. Bergdolt (Das Gewissen der Medizin. Ärztliche Moral von der Antike bis heute, München 2004) dezidiert anders; vgl. darin vor allem die Seiten 13–18. Auch Gunderson (1998, 79) will mit seiner Analyse der stoischen Suizidphilosophie direkt auf die aktuellen Diskussionen Einfluß nehmen: „Finally, I show how Stoic thought on suicide could transform our current debate over suicide and assisted death." Noch plakativer fragt Herrmann-Otto (2008, 75), ob es in der Geschichte „Altersmodelle" gegeben habe, „von denen wir auch heute noch etwas lernen können." Derartige Ansätze führen bestenfalls zu der unspektakulären Erkenntnis, man müsse auch heutzutage „die Licht- und Schattenseiten des Alters" (ebd., 89) wahrnehmen.

21 Statt langer Titellisten sei hier nur exemplarisch der Sammelband Wolfslast/Schmidt 2005 zum Suizid genannt; zum thanatologischen Diskurs siehe den Essay von F. W. Graf, Todesgegenwart, in: ders./H. Meier (Hrsgg.), Der Tod im Leben. Ein Symposion, München 2004, 7–46; weitere grundlegende Arbeiten werden im folgenden zitiert.

schaften geraten. Das gilt zunächst und vor allem für den Bereich der Altersgeschichte überhaupt, die seit 1995 geradezu einen Boom erlebt.[22] In all diesen neuen Monographien werden in der Regel auch medizinhistorische Aspekte angesprochen, ist gelegentlich vom nahenden Tod die Rede und wird vereinzelt auch der Alterssuizid erwähnt – doch mehr als kursorische Notizen sind darin nicht zu finden. Auf der anderen Seite hat, seit den frühen 1980er Jahren, die historische Suizidforschung einen bemerkenswerten Aufschwung genommen,[23] doch ist dabei der Alterssuizid ebenfalls nur gelegentlich und niemals unter einer eigenen Fragestellung thematisiert worden. Damit besteht weiterhin das 1981 von Moses Finley formulierte Desiderat, daß zwar in antiken Texten und moderner Literatur an zahlreichen Stellen über den Selbstmord diskutiert werde, aber es bislang unmöglich sei, „to find in this literature any useful clues about suicide among the elderly."[24]

Seit dem Erscheinen des aufsehenerregenden (aber auch zum Widerspruch einladenden) Buches von Ph. Ariès über die „Geschichte des Todes"[25] hat auch der Tod in der Antike verstärkte, zum Teil monographische Behandlung erfahren; für den griechischen Bereich sei hier nur auf das Buch von R. Garland verwiesen,[26] für den antiken (also auch römischen) Bereich insgesamt mag hier die Nennung eines im Jahre 1991 publi-

---

22 Hervorgehoben seien die folgenden Titel: Mattioli 1995/2007; Dönni 1996; Brandt 2002; Bakhouche 2003; Parkin 2003; Gutsfeld/Schmitz 2003; Cokayne 2003; Catrysse 2003; Sigismund 2003; Herrmann-Otto 2004; Thane 2005; Harlow/Laurence 2007; Alter in der Antike 2009. Inwieweit alte Menschen am politischen und gesellschaftlichen Leben teilhatten, erörtern G. Wöhrle (Senile Schwätzer – kluge Ratgeber. Konstruktionen und Realitäten gesellschaftlicher Partizipation alter Menschen in der griechischen Antike, Torun 2006) und J. Timmer (Timmer 2008, passim).

23 Für die Antike sind vor allem zu nennen Grisé 1982; van Hooff 1990; Müller 2003; Hill 2004 und jetzt Hofmann 2007 und Manfredini 2008; für das Mittelalter ragt die monumentale, zweibändige Arbeit von Murray 1998 einsam hervor, für die Neuzeit wären etwa zu nennen die Monographien von Lind 1999, Baumann 2001 sowie jetzt der Sammelband Bähr/Medick 2005.

24 M. I. Finley, The Elderly in Classical Antiquity (erstmals 1981), in: Falkner/de Luce 1989, 16. Auch in der neuesten Quellensammlung zur römischen Sozialgeschichte – T. G. Parkin/A. J. Pomeroy, Roman Social History. A Sourcebook, New York 2007 – finden sich zum Stichwort „suicide" nur Hinweise auf einen politisch oder ökonomisch motivierten Selbstmord sowie auf den Suizid von Kindern und Sklaven, der Alterssuizid kommt nicht vor. Und Hope (2007, 31–36) versammelt in ihrem Textcorpus zum Eintrag „suicide" nur wenige, disparate Textabschnitte, darunter zum Alterssuizid allein Sen. ep. 70 (dazu unten S. 93) und Tac. ann. 15, 63f. (siehe unten S. 82); ähnlich Manfredini 2008, 23f.

25 Ph. Ariès, Geschichte des Todes, 2. Aufl. München 1989.

26 R. Garland, The Greek Way of Death, 2. Aufl. Ithaca 1995.

zierten Sammelbandes über „Tod und Jenseits" und eine gerade veröffentlichte Aufsatzsammlung über „formae mortis" genügen.[27] Doch auch für diesen Teil der gelehrten Literatur ist festzuhalten, daß der antike Alterssuizid im Zusammenhang mit Altersleiden und Todesnähe nicht umfassend und systematisch thematisiert worden ist, und Entsprechendes gilt schließlich auch für die Rolle der Ärzte sowie die Probleme der (aktiven oder passiven) Sterbehilfe im Altertum;[28] hier ist bislang vor allem die medizinhistorische Dissertation von Th. Potthoff über „Euthanasie in der Antike" aus dem Jahre 1982 anzuführen,[29] von der auch jede Untersuchung über den ärztlich assistierten Alterssuizid auszugehen hat, welcher Gegenstand des abschließenden achten Kapitels dieses Buches sein wird. Selbst in den zahlreichen neueren und neuesten Arbeiten etwa zu Galen und zum soziokulturellen Kontext der antiken Medizin finden das hohe Alter kaum und das Phänomen des (Alters-)Suizids gar keine Beachtung.[30]

Die vorliegende Studie will daher gewissermaßen in bewußt gewählter Einseitigkeit dem Beziehungsgeflecht Alter – Tod – Suizid in der griechisch-römischen Antike nachgehen. Es geht hier nur um bestimmte Aspekte des Alters, insbesondere um jene, die das Alter aufgrund von Krankheit, Leiden oder Lebensüberdruß in unmittelbare Todesnähe rücken. Und der Tod interessiert dabei nicht in der Gesamtheit seiner soziokulturellen und politischen Aspekte und auch nicht primär als Objekt

---

27 G. Binder/B. Effe (Hrsgg.), Tod und Jenseits im Altertum, Trier 1991; Simón 2009 (ohne Beiträge zum Tod oder Freitod im hohen Alter). In einem weiteren neuen, einschlägigen Band – A. Kolb/J. Fugmann, Tod in Rom. Grabinschriften als Spiegel römischen Lebens, Mainz 2008 – kommen die Themen ‚Alter und Tod' sowie ‚Suizid' gar nicht vor, obwohl es etwa zum Selbstmord auch einschlägige epigraphische Zeugnisse gibt (Voisin 1987). Und es ist bemerkenswert, daß in einer neuen Ausstellung mit dem Titel „Alter in der Antike" und in dem dazu publizierten Katalog (Alter in der Antike 2009) der Tod nahezu vollständig ausgeblendet und der Alterssuizid überhaupt nicht thematisiert wird.

28 Zwar gilt manchen (etwa Rütten 1997, 69 mit Anm. 6) diese Unterscheidung zwischen aktiver und passiver Sterbehilfe als „fragwürdig", das moderne Strafrecht jedoch differenziert explizit zwischen „passiver Euthanasie" und „aktiver Euthanasie": H. Achenbach, Suizidbeteiligung und Euthanasie: Strafrechtliche Probleme und Lösungsansätze, in: R. Ochsmann (Hrsg.), Lebens-Ende. Über Tod und Sterben in Kultus und Gesellschaft, Heidelberg 1991, 150ff.

29 Potthoff 1982; eng an Potthoff angelehnt bleiben Sieprath 2008 und Benzenhöfer 2009, 11ff.

30 In dem neuesten, voluminösen Referenzwerk zu Galen (Hankinson 2008) wird das Greisenalter gerade einmal an zwei Stellen nur kurz als Gegenstand medizintheoretischer Überlegungen erwähnt (221; 300), in den vorzüglichen Sammelwerken „Ancient Medicine in its Socio-Cultural Context" (van der Eijk 1995) und „Hippocrates in Context" (van der Eijk 2005) spielen weder geriatrische Themen noch der Tod oder der Suizid oder die Frage der ärztlichen Sterbehilfe irgendeine Rolle.

der philosophischen Reflexionen in der Antike,[31] sondern als Bezugs- und Orientierungspunkt der alten Menschen, die ihn fürchten, ihn herbeiwünschen, in ihren Gedanken um ihn kreisen. Der Suizid schließlich wird hier vor allem mit Blick auf die dem Tode sich nähernden Alten traktiert, ebenso wie die Frage, wie ein möglicherweise erwünschter, da vom Leiden am Leben befreiender Tod von einem alten Menschen oder für einen alten Menschen vorzeitig herbeigeführt werden kann. Zugespitzt lautet die Leitfrage dieses Buches also: Kannte die Antike bereits den Alterssuizid als seelische, geistige und gesellschaftliche Herausforderung, als womöglich keineswegs seltenen Vorgang, sondern als weiter verbreitetes Phänomen? Und – wenn dies der Fall sein sollte – was läßt sich über soziokulturelle Hintergründe, über ethische Aspekte und die Rolle der Ärzte ermitteln? Es geht also primär um Annäherungen an ein kaum scharf ein- und abzugrenzendes Themenfeld, um Erwägungen, vorsichtige Verknüpfungen, nicht um eine stringente Beweisführung im Dienste einer konturierten These, auch nicht um eine erschöpfende Aufarbeitung der ohnehin nur schmalen und überdies sehr disparaten Evidenz.

Denn die ohnehin seitens der Alters-, Todes- und Suizidforschung mit Recht notorisch beklagte Quellenarmut und Quellenproblematik[32] stellt sich für unser Themengebiet in besonders hohem Maße. Schon jetzt sei daher festgestellt, daß die qualitativ wie quantitativ beschränkten verfügbaren Texte und Dokumente in vielen Fällen befriedigende und ausreichend abgesicherte Antworten auf berechtigte Fragen nicht zulassen. Aber auf der anderen Seite wird sich (hoffentlich) zeigen, daß eine sorgfältige und reflektierte Interpretation der verfügbaren Quellen immerhin neue Akzentuierungen und bisweilen gar plausible Hypothesen zu einem bisher noch nicht hinreichend untersuchten Forschungsgebiet ermöglichen wird.

---

31 Siehe hierzu die knappen Bemerkungen von R. Wiegels, Die Griechen und der Tod, in: Ochsmann, Lebens-Ende (oben Anm. 28), 1–35, und von M. Baltes, Die Todesproblematik in der griechischen Philosophie, Gymnasium 95, 1988, 97–128. Nicht weiter verfolgt werden im vorliegenden Buch auch neuere Ansätze vergleichender Kulturanthropologie und kultursoziologischer Forschungen, die den Selbstmord als Aspekt der „Geschichte antiker Körperlichkeit" begreifen; dazu siehe jetzt die Skizze von M. Zimmermann, Zur Deutung von Gewaltdarstellungen, in: Zimmermann 2009, besonders 30ff.

32 Siehe nur die Bemerkungen bei Brandt 2002, 13, Parkin, 2003, 31ff. und bei van Hooff 1990, 150f.

1. ALTER UND TODESNÄHE

In antiken Gesellschaften, die stets nur einen relativ geringen Anteil an alten Menschen aufweisen – moderne Schätzungen bewegen sich zwischen ca. 4% bis 8% –,[33] aber durch hohe Sterblichkeitsraten und kürzere Lebensspannen gekennzeichnet sind,[34] war der Tod integraler Bestandteil des alltäglichen Lebens. Der antike Umgang mit den Toten ist aus literarischen, epigraphischen und archäologischen Quellen recht gut bekannt, in Athen etwa unterlagen die auf den Tod folgenden Abläufe – die Aufbahrung des Toten (prothesis), seine Verbringung zum Begräbnisplatz (ekphora) und die anschließenden Trauerfeierlichkeiten – sogar gesetzlichen Regelungen.[35] Weit weniger jedoch wissen wir über die dem Tod unmittelbar vorangegangenen Begebenheiten, und so ist es bezeichnend, daß in einer neuen Monographie über die griechische Familie zwar ein umfängliches Kapitel über „death and the family" enthalten ist,[36] darin aber ausschließlich von *nach* dem Tod des Familienmitgliedes stattfindenden Vorgängen die Rede ist. Mit keinem Wort werden die letzten Monate, Tage oder Stunden vor dem Tod behandelt, nichts erfahren wir über das Befinden, das Verhalten oder die Gedanken des dem Tode sich Nähernden, nichts auch

---

33 Vgl. Brandt 2002, 42f., 157ff.; Parkin 2003, 36ff. Kaum repräsentativ dürfte das von W. Scheidel (Death on the Nile. Disease and the Demography of Roman Egypt, Leiden 2001, 118ff.) zusammengestellte Datenmaterial aus Ägypten sein. Von insgesamt 747 in den Steuerlisten mit Altersangaben verzeichneten Personen sind 51 (oder 14,6%) über 60 Jahre alt. Noch weniger verwertbare Zahlen bietet das vorrömische Ägypten: W. Clarysse/D. J. Thompson (Hrsgg.), Counting the People in Hellenistic Egypt, Cambridge 2006. Einen konzisen, aber brauchbaren Überblick bietet J.-N. Corvisier, La vieillesse dans l'Antiquité: le point de vue du démographe, in: Bakhouche 2003, 9–21. Keine neuen Erkenntnisse vermittelt die allzu knappe Studie von M.-Th. Fontanille, Vieillir à Rome. Approche démographique, Brüssel 2004, die einschlägige Arbeiten wie diejenige von B. W. Frier (Roman Life Expectancy: Ulpian's Evidence, HSCPh 86, 1982, 213–251) oder die bereits 1995 erschienenen ersten beiden Bände „Senectus" (Mattioli 1995/2007) gar nicht kennt. Nichts Neues bietet auch Timmer 2008, 117ff.

34 Siehe B. Pomeroy, Families in Classical and Hellenistic Greece. Representation and Realities, Oxford 1997, 105.

35 Pomeroy, ebenda, 100ff.

36 Pomeroy, ebenda, 100–140.

über die Rolle und die Haltung der Familienmitglieder, nichts über Art und Umfang der ärztlichen Betreuung und Sterbebegleitung. Dabei läßt sich bereits aus etlichen literarischen Texten plausibel die Vermutung herleiten, daß Todesfurcht oder Lebensüberdruß und der Wunsch nach einem baldigen Lebensende die Gedanken der Betroffenen prägten.

Aus der archaischen griechischen Zeit stammt eine Reihe von (vorwiegend lyrischen) Äußerungen, die das hohe Alter vornehmlich mit physischem und psychischem Leiden assoziierten und in den Schatten des Todes stellten.[37] So zeichnet in seinen Elegien Mimnermos von Kolophon (7. Jh. v. Chr.) das Alter als Inbegriff allen Übels, denn „es macht den Mann unkenntlich und schwächt ihm Augen und Verstand."[38] Daher sieht das lyrische Ich angesichts drohenden Altersleidens den raschen und vorzeitigen Tod als das kleinere Übel an, denn es scheint plötzlich der Tod besser als das Leben zu sein:[39] „Ach könnte ohne Krankheitsleid und peinigende Sorgen den 60jährigen dereinst ereilen das Todeslos!"[40] Nahezu zeitgleich mit Mimnermos beschreibt Semonides von Amorgos, wie das Alter unliebsam von dem Individuum Besitz ergreift:[41] „So bleibt der Übel keines fern: in unmeßbarer Zahl gibt's für die Menschen Tod und Qualen, nicht vorauszusehn, und Leidensweisen." Und im 6. Jh. v. Chr. erfaßt das greise lyrische Ich Anakreons der grausame Schauder vor dem drohenden Tartaros, denn „entsetzlich ist der Todesabgrund, qualvoll der Abstieg in sein Haus."[42]

Natürlich stellen sich die Fragen nach der Realitätsbezogenheit, der sozialen Bedingtheit und der Repräsentativität derartiger poetischer Äußerungen, und mit Recht erschiene deren „Einbindung in die sozialen und

37 F. Preißhofen, Untersuchungen zur Darstellung des Greisenalters in der frühgriechischen Dichtung, Göttingen 1977, passim; Brandt 2002, 29ff.

38 Mimnermos, Fragment 4.5 Diehl (= Latacz 1991, 182f. Nr. 4): ὅ τ' ἄγνωστον τιθεῖ ἄνδρα, βλάπτει δ' ὀφθαλμοὺς καὶ νόον; siehe zu Mimnermos und seinem Altersbild jetzt auch S. Galhac, La représentation de la vieillesse dans les fragments 1, 2 e 5 (éd. West) de Mimnerme et dans les poèmes homériques, REG 119, 2006, 62–82.

39 Mimnermos, Fragment 2 Diehl (= Latacz 1991, 184f. Nr. 6).

40 Mimnermos, Fragment 6 Diehl (= Latacz 1991, 182f. Nr. 5): αἲ γὰρ ἄτερ νούσων τε καὶ ἀργαλέων μελεδωνέων ἑξηκονταέτη μοῖρα κίχοι θανάτου.

Der neue Kölner Sappho – Papyrus belegt nun, daß auch Sappho mit dem βαρὺς θυμός („Schwermut", „Sorge") bereits die niederdrückende Wirkung des Alters thematisiert hat, siehe H. Bernsdorff, Schwermut des Alters im neuen Kölner Sappho-Papyrus, ZPE 150, 2004, 27–35.

41 Semonides, Fragment 1 West (= Latacz 1991, 274ff. Nr. 1): οὕτω κακῶν ἄπ' οὐδέν, ἀλλὰ μυρίαι βροτοῖσι κῆρες κἀνεπίφραστοι δύαι καὶ πήματ' ἐστίν.

42 Anakreon, Fragment 395 PMG (= Latacz 1991, 444f. Nr. 22): Ἀίδεω γάρ ἐστι δεινὸς μυχός, ἀργαλῆ δ' ἐς αὐτὸν κάτοδος.

familialen Kontexte" im höchsten Grade wünschenswert.[43] So könnte etwa die (im Vergleich zum römischen „pater familias") ökonomisch und familienrechtlich eher prekäre Position des alten Vaters in der frühgriechischen Polis durchaus mitverantwortlich für ein vornehmlich negatives Altersbild in der Lyrik sein,[44] doch bei diesem bestenfalls plausiblen Erklärungsansatz wird man es belassen müssen. Für das hier in Rede stehende Thema ist allein wichtig, daß es eine anscheinend verbreitete Denkfigur gegeben hat, welche den Lebenswert hohen Alters prinzipiell und lautstark in Frage stellt, den ohnehin unausweichlichen (wenn auch gefürchteten) Tod als ernsthafte und gar wünschenswerte Alternative begreift und auch den mutwillig selbst herbeigeführten Tod als offenbar etablierte Perspektive individuellen Verhaltens in diesem insgesamt überaus pessimistischen Wahrnehmungskontext kennt. Denn in der düsteren Aufzählung der Todesarten erwähnt Semonides, im Anschluß an das vorzeitig eintretende Altersleid, nach Tod durch Krankheit, im Krieg oder auf dem Meer am Ende auch den Selbstmord: „Und wieder andre greifen nach dem Strick in grausem Los, aus freier Wahl verlassen sie von selbst der Sonne Licht."[45]

Erst kürzlich hat Stefan Tilg auf einen identischen Gedanken im „Ödipus auf Kolonos" des Sophokles aufmerksam gemacht.[46] Die lange Zeit mißverstandene, da stets als widersprüchlich angesehene Wortverbindung der „süßen Eumeniden" in Vers 106 (γλυκεῖαι παῖδες) erhalte ihren rechten Sinn erst aus der Perspektive des alten, am Leben und seiner Lebensgeschichte leidenden Ödipus, der nur darauf warte, in den ‚süßen Hafen der Ruhe' einkehren zu können. Entsprechendes gelte im übrigen für den in seinem Nessoshemd unerträglichen Schmerzen ausgesetzten Herakles in den „Trachinierinnen", der daher den „süßen Hades" (γλυκὺς Ἀίδας: v. 1040) herbeisehne, und für den verzweifelten Aias im gleichnamigen Drama (vv. 394–397), der durch den freiwillig herbeigeführten Tod das als schändlich und schmählich empfundene Leben hinter sich lasse. Während Ödipus auf den Tod wartet und die Thebaner (sowohl Kreon als auch Polyneikes) eigentlich nur an dem toten Ödipus Interesse haben, fragt Theseus „nach der Zwischenzeit":[47]

> „So geht nun auf das Letzte in dem Leben dein Wunsch, und was dazwischen liegt, hast du vergessen oder achtest du für nichts?"[48]

---

43 So W. Schmitz, Einleitung, 17 Anm. 21, in: Gutsfeld/Schmitz 2003.
44 So Schmitz, ebenda, 22.
45 Semonides Fragment 1 West (= Latacz 1991, 276f. Nr. 1): οἱ δ' ἀγχόνην ἅψαντο δυστήνωι μόρωι καὐτάγρετοι λείπουσιν ἡλίου φάος.
46 Tilg 2004, 19–25.
47 Flashar 2000, 170.
48 Sophokles, Oid. Kolon. 583f. (nach der Übersetzung von W. Schadewaldt): τὰ λοίσθι' αἰτῇι τοῦ βίου, τὰ δ' ἐν μέσωι ἢ λῆστιν ἴσχεις ἢ δι' οὐδενὸς ποῇι.

In der Tat hat diese „Zwischenzeit" der letzten kurzen Lebensspanne keinen Platz mehr im Denken des todesorientierten alten Ödipus. Der Chor der alten Männer von Kolonos wendet das ödipeische Schicksal ins Allgemeine und qualifiziert das „zuletzt kommende Greisenalter" als „verrufen, ohnmächtig, ungesellig, ohne Freunde", als den Ort, „wo denn miteinander alle Übel der Übel wohnen."[49]

H. Flashar sieht in diesen Abschnitten der im Jahre 401 v. Chr. (nach dem Tod des Sophokles postum) aufgeführten Tragödie einen deutlichen Bezug zur „Situation des greisen Sophokles, die im Grunde sich atmosphärisch über das ganze Stück wölbt."[50] Und über das Biographische des Sophokles hinaus insistiert Flashar, unter direktem Bezug auf die von Christian Meier vor Jahren herausgearbeiteten politischen Dimensionen der griechischen Tragödie,[51] auf einer soziopolitischen Kontextualisierung der Tragödie: „Sie ist Bürgertheater auf dem Boden der attischen Demokratie, sie ist eingebunden in Akte der politischen Selbstdarstellung; sie fordert die Bürger – im Rückbezug des tragischen Geschehens auf den Mythos – zu Reflexionen über politisches Denken, Handeln und Entscheiden auf."[52] Damit soll keineswegs das Thema ‚Alter und Tod' als ein die politische Diskussion im Athen des späten 5. Jahrhunderts v. Chr. dominierendes Motiv erwiesen werden, doch immerhin dürfte es von gewisser Bedeutung sein, daß die Verbindung ‚Alter-Tod-Lebensüberdruß'[53] auch in klassischer Zeit als etablierte und im politisch-öffentlichen Raum thematisierte Denkfigur existierte.

Seit dem 4. Jahrhundert v. Chr. hat diese Junktur noch deutlich an Prominenz gewonnen, mit unverkennbar zunehmend negativer Konnotierung. Besonders einflußreich dürfte dabei das kritische Altersbild der aristotelischen Rhetorik gewirkt haben,[54] in welcher die physischen Leiden alter Menschen für ihre psychischen Defizite verantwortlich gemacht werden. Aristoteles-Schüler wie Theophrast, Demetrios von Phaleron und Ariston von Keos[55] haben maßgeblich dazu beigetragen, daß eine (heute

---

49 Sophokles, Oid. Kolon. 1234–1238: φθόνος, στάσεις, ἔρις, μάχαι καὶ φόνοι. τό τε κατάμεμπτον ἐπιλέλογχε πύματον ἀκρατὲς ἀπροσόμιλον γῆρας ἄφιλον, ἵνα πρόπαντα κακὰ κακῶν ξυνοικεῖ.

50 Flashar 2000, 175.

51 Ch. Meier, Die politische Kunst der griechischen Tragödie, München 1988; vgl. Brandt 2002, 55ff.

52 Flashar 2000, 8.

53 Tilg 2004 weist zu Recht darauf hin, daß in den sophokleischen Tragödien der Suizid einen unvergleichlich hohen Stellenwert einnimmt, und setzt dies in Relation zu dem Motiv des ‚süßen Todes'.

54 Aristot. rhet. 1389 a–1390 b.

55 R. Tosi, Il pensiero greco di presocratici al peripato, in: Mattioli 1995/2007, Bd. I, 1995, 218–229.

fast komplett verlorene) hellenistische Spezialliteratur περὶ γήρως entstand, welche sich insbesondere auch des Themas ‚Alter und Tod' annahm. Greifbar ist diese Diskussion noch in den Fragmenten früh- und hochkaiserzeitlicher Traktate über das Alter, die sämtlich in der Traditionslinie der Aristotelesschule stehen.[56] Die Todesfurcht wird dabei als eines der wesentlichen Charakteristika des Greisenalters benannt, doch zugleich mit dem Hinweis auf die befreiende Wirkung des Todes zu mildern gesucht.[57]

Leitmotivisch begegnet die Junktur ‚Alter und Tod' auch in der hellenistischen Poesie und epigrammatischen Dichtung.[58] „Nachbar des Alters zu sein, heißt auch, vom Hades nicht weit",[59] lautet das geradezu sprichwörtliche Diktum des alten Meleagros, und Leonidas von Tarent dichtet im 3. Jahrhundert v. Chr. von dem gebrechlichen alten Gorgos, der sich von dem Argument überzeugen läßt, daß sein Leben den zu erwartenden kurzen Rest nicht mehr wert sei, und der daher seinem Leben aus freien Stükken ein Ende setzt:[60]

„Ἄμπελος ὡς ἤδη κάμακι στηρίζομαι αὐτῷ
σκηπανίῳ· καλέει μ' εἰς Ἀίδην Θάνατος.
δυσκώφει μή, Γόργε. τί τοι χαριέστερον ἢ τρεῖς
ἢ πίσυρας ποίας θάλψαι ὑπ' ἠελίῳ;"
ὧδ' εἴπας οὐ κόμπῳ ἀπὸ ζωὴν ὁ παλαιὸς
ὤσατο κὴς πλεόνων ἦλθε μετοικεσίην.

„‚Pfähle stützen die Reben, ich muß mich im Alter auf meinen Stock schon stützen; der Tod ruft mich zum Hades hinab. Sei kein Tor lieber Gorgos! Was frommt es dir, wenn du der Sommer drei oder viere auch noch unter der Sonne dich wärmst?' Also sagte der Alte. Er schwatzte nicht, warf dieses Leben von sich und ging in das Haus, drinnen die meisten schon sind."

Gebrechliches Alter, Todeserwartung und Alterssuizid – hier fassen wir in poetisch verdichteter Form das in der Konzeption und Themenstellung dieses Buches vorausgesetzte Themengeflecht. Und das Ende des berühmten Philosophen und Gründungsvaters der Stoa, des in Athen lebenden Zenon, von Diogenes Laertius überliefert, dokumentiert denselben Begründungszusammenhang:

---

56 Siehe nur A. Dyroff, Der Peripatos über das Greisenalter, Paderborn 1939, 35–45; Tosi, ebd. (Anm. 55) 226–229, und jetzt vor allem Sigismund 2003, passim (mit den zu Recht gegenüber Dyroffs Gleichsetzung von Ariston von Keos und Iuncus vorgenommenen Korrekturen, besonders S. 41ff.).

57 Näheres dazu und zu Musonius, Favorinus und Iuncus siehe unten S. 24ff.

58 M. G. Arbiani, La poesia ellenistica ed epigrammatica, in: Mattioli 1995/2007, Bd. I, 1995, 338–348: „La vecchiaia e la morte".

59 Anthologia Graeca VII 417,8: γήρως γὰρ γείτων ἐγγύθεν Ἀίδεω.

60 Anthologia Graeca VII 731.

„Zenon aus Kition starb, wie einige meinen, vom Alter gebeugt schon; von harter Arbeit erschöpft, hat er die Nahrung verschmäht.“[61]

Zenons Todesart, die ἀποκαρτέρησις – der Hungertod –, bildete den Gegenstand einer eigenen Abhandlung des um 300 v. Chr. lebenden und wirkenden Philosophen Hegesias, die so viele Leser gefunden und zum Selbstmord verleitet haben soll, daß angeblich Ptolemaios I. Soter die Verbreitung der Schrift untersagt hat.[62] Ob die gewiß diskutable Historizität dieser Überlieferung tatsächlich eine "Selbstmordkonjunktur" des (5. und) 4. Jahrhunderts v. Chr. belegt,[63] soll zunächst unerörtert bleiben,[64] doch immerhin belegen zahlreiche epigrammatische Texte, daß die Kausalverknüpfung von hohem, beschwerlichem Alter, Todeserwartung und Selbsttötung in der hellenistischen Zeit geläufig war und blieb. Dafür mag hier einstweilen ein weiteres instruktives Beispiel (aus dem 3. Jahrhundert v. Chr.) angeführt sein:[65]

Γήραϊ καὶ πενίῃ τετρυμένος, οὐδ' ὀρέγοντος
οὐδενὸς ἀνθρώπου δυστυχίης ἔρανον,
τοῖς τρομεροῖς κώλοισιν ὑπήλυθον ἠρέμα τύμβον.
εὗρον οἰζυροῦ τέρμα μόλις βιότου,
ἠλλάχθη δ' ἐπ' ἐμοὶ νεκύων νόμος· οὐ γὰρ ἔθνῃσκον
πρῶτον, ἔπειτ' ἐτάφην, ἀλλὰ ταφεὶς ἔθανον.

„Als mich die Not und das Alter erschöpft und keiner der Menschen mir ein mildes Geschick in meinem Elend gereicht, stieg ich mit zitternden Beinen ruhig zur Grube. Hier fand ich, wenn auch mit Mühe, das Ziel für meines Lebens Last, aber anders als sonst bei Toten: Ich starb nicht und wurde später begraben, nein, ich wurde begraben und starb.“

Der (fiktive) Suizident motiviert seinen Freitod ausdrücklich (auch) mit der Tatsache, daß niemand sich seines elenden Loses angenommen hätte – ein Suizidmotiv, das (analog zu den Befunden der modernen Suizidologie) einen durchaus ernst zu nehmenden Hinweis auf potentielle Suizidprävention durch ein gesichertes soziales Umfeld bietet.

Darüber hinaus bieten der unmittelbaren Lebenswirklichkeit entstammende Inschriften (auch wenn diese bisweilen natürlich idealisierte, literarisch ambitionierte oder philosophisch stilisierte Lebensdeutungen

---

61 Diog. Laert. VII 31: Τὸν Κιτιᾶ Ζήνωνα θανεῖν λόγος ὡς ὑπὸ γήρως πολλὰ καμὼν ἐλύθη μένων ἄσιτος (deutsche Übersetzung hier wie sonst – mit Änderungen – nach: Diogenes Laertios. Leben und Lehre der Philosophen, übersetzt und herausgegeben von F. Jürß, Stuttgart 1998, 309).

62 Cic. Tusc. I 83 f.; Diog. Laert. II 85 f. 93–96; siehe ferner unten S. 71f.

63 So Hirzel 1908/1967, 32.

64 Siehe dazu unten S. 57ff.

65 Anthologia Graeca VII 336.

enthalten mögen)[66] bisweilen vage Anhaltspunkte für ein tatsächliches Vorhandensein von Lebensüberdruß und Todeswunsch, auch wenn vom schließlich vollzogenen Selbstmord nur äußerst selten in Inschriften die Rede ist.[67] So heißt es etwa in etlichen Grabepigrammen von den Gestorbenen, sie verließen froh das Leben, um den vorher Verstorbenen nun wieder zu treffen oder um die Freiheit von Krankheiten und Mühen zu genießen.[68] Und die in einer attischen Inschrift (3. Jahrhundert v. Chr.) anzutreffende Formel des καλῶς θανεῖν, verbunden mit dem Hinweis, nun, nach dem Tod, geehrtes Mitglied im Hades zu sein, könnte Indiz für ein als enttäuschend empfundenes irdisches Dasein und den Wunsch nach einem baldigen Tod sein und darüber hinaus für die Angst davor, nicht auf gute Weise sterben zu dürfen[69] – das Warten auf den Tod und die Angst vor dem Sterben bilden nur auf den ersten Blick einen Widerspruch.

Aufschlußreich ist schließlich das Beispiel des gräkophilen Freundes und Briefpartners Ciceros, T. Pomponius Atticus. Cornelius Nepos berichtet nämlich in seiner kurzen Atticus-Biographie, daß Atticus bis in das hohe Alter von 77 Jahren ein reich erfülltes Leben führen und sich bester Gesundheit erfreuen durfte. Als er dann plötzlich schwer erkrankte, habe er seinen versammelten Freunden erklärt, seiner Krankheit nicht länger Nahrung zukommen lassen zu wollen, und nach fünftägigem Fasten sei er dann verstorben.[70] Der Bericht des Nepos liest sich geradezu wie eine praktische Anwendung der von Hegesias mutmaßlich empfohlenen Methode der ἀποκαρτέρησις, und dies um so mehr, als Atticus nachweislich ein exzellenter Kenner der griechischen Philosophie war. Er mißbrauchte aber, wie Nepos ausdrücklich betont, die philosophischen

66 Nach Lattimore (1962, 299) zeigen die Grabinschriften „a fulfillment of the principle *de mortuis nil nisi bonum*" und dokumentieren insgesamt „a sentimental idealism."

67 Zu vor allem späteren, der römischen Kaiserzeit entstammenden Ausnahmen siehe unten S. 119f.

68 Zahlreiche Nachweise bei Lattimore 1962, 205ff. (unter der Überschrift: „desire for death").

69 IG II (Teil 3, ed. U. Koehler, Berlin 1888, p. 216f. Nr. 2724): Εἰ τὸ καλῶς ἐστι θανεῖν κἀμοὶ τοῦτ' ἀπένειμε Τύχη; vgl. dazu Anthologia Graeca VII 253.

70 Nep. Att. 21, 1–22, 3: „Tali modo cum septem et septuaginta annos complesset atque ad extremam senectutem non minus dignitate quam gratia fortunaque crevisset ... tantaque prosperitate usus esset valetudinis, ut annis triginta medicina non indiguisset, nactus est morbum, quem initio et ipse et medici contempserunt ... hos ut venisse vidit, in cubitum innixus ... inquit ..., ‚id vos ignorare nolui: nam mihi stat alere morbum desinere' ... sic cum biduum cibo se abstinuisset, subito febris decessit leviorque morbus esse coepit. tamen propositum nihilo setius peregit. itaque die quinto, postquam id consilium inierat, pridie kal. Aprilis Cn. Domitio C. Sosio consulibus decessit."

Lehren nicht etwa als Fassade seiner Gelehrsamkeit, sondern realisierte sie in seiner Lebensführung.[71] Sein freiwillig und konsequent herbeigeführter und erkennbar durch seine schwere Krankheit im hohen Alter bedingter Hungertod kann also nicht als äußerste Form der philosophisch orientierten Selbstinszenierung relativiert,[72] sondern muß als altersinduzierte Selbsttötung ernst genommen werden.

Besagtem Atticus ist die in traditionsgeschichtlicher Hinsicht wohl wirkungsmächtigste antike Abhandlung über das Alter zugeeignet, Ciceros Traktat „Cato maior de senectute."[73] Dieses Werk ist von Cicero explizit als Konsolationsschrift konzipiert worden: „Von dieser Last, die mir mit dir gemeinsam ist, der Last des Alters, die schon herandrängt oder jedenfalls näher rückt, möchte ich nämlich dich und mich erleichtert sehen."[74] Den Kern der Abhandlung bildet die Diskussion vier gängiger Beschwerden, „weshalb das Alter beklagenswert erscheint: einmal weil es uns von der Ausübung einer Tätigkeit abhalte, zum andern weil es unseren Körper schwäche, drittens weil es uns fast sämtlicher Genüsse beraube, und viertens weil es dem Tode nahe sei."[75] Kaum zufällig ist der vierte, hier allein interessierende Anklagepunkt gegen das Alter, nämlich die Ängste und Sorgen wegen des nahenden Todes, an das Ende dieser Liste und auch an das Ende der gesamten Schrift gestellt, bildet doch dieser Aspekt den Höhepunkt der Argumentation, da er die alten Menschen „am meisten zu ängstigen und zu beunruhigen scheint."[76] Hochbedeutsam ist die Beobachtung, daß Cicero allein in diesem letzten Abschnitt von „De senectute" die Suizidproblematik thematisiert:

> „Ein Leben endet aber dann am besten, wenn, solange man noch bei Verstand ist und seine Sinne beisammen hat, die Natur selbst, die ihr Werk zusammengefügt hat, es auch auflöst. Wie ein Schiff und wie ein Gebäude

71 Nep. Att. 17, 3: „neque id fecit natura solum, quamquam omnes ei paremus, sed etiam doctrina: nam principum philosophorum ita percepta habuit praecepta, ut iis ad vitam agendam, non ad ostentationem uteretur."

72 Zur „iactatio" im Zusammenhang mit dem selbst inszenierten Freitod siehe Wacke 1980, 48 mit Anm. 102. 60, und J. Hahn, Der Philosoph und die Gesellschaft. Selbstverständnis, öffentliches Auftreten und populäre Erwartungen in der hohen Kaiserzeit, Stuttgart 1989, 198ff. sowie jetzt Huttner 2009, 313f.

73 Siehe die Hinweise bei Brandt 2002, 127–132.

74 Cic. sen. 2: „hoc enim onere quod mihi commune tecum est, aut iam urgentis aut certe adventantis senectutis et te et me etiam ipsum levari volo."

75 Cic. sen. 15: „Etenim cum complector animo, quattuor reperio causas, cur senectus misera videatur: unam quod avocet a rebus gerendis, alteram quod corpus faciat infirmius, tertiam quod privet fere omnibus voluptatibus, quartam quod haud procul absit a morte."

76 Cic. sen. 66: „quarta restat causa quae maxime angere atque sollicitam habere nostram aetatem videtur, adpropinquatio mortis, quae certe a senectute non potest esse longe."

> am leichtesten von dem, der es gebaut hat, auch wieder abgebaut wird, so löst den Menschen am besten die Natur, die ihn zusammenfügte, auch wieder auf. Alles Zusammengefügte ist ferner, wenn es neu ist, nur mit Mühe, wenn es alt geworden ist, jedoch mit Leichtigkeit zu trennen. So kommt es, daß alte Menschen sich weder gierig an jenen kurzen Lebensrest klammern noch ihn ohne Grund verlassen dürfen."[77]

Schon der adhortative Tenor des abschließenden Satzes erklärt sich nur aus einer – jedenfalls aus der Sicht des fiktiven Cato bzw. des diesen als Sprachrohr benutzenden Cicero – drängenden Sachlage, also aus der offensichtlichen Annahme, mit dem hier kritisierten Verhalten in der Tat rechnen zu dürfen und rechnen zu müssen: daß nämlich alte Menschen entweder aufgrund einer irrationalen Haltung (da widernatürlich) länger leben wollen, als es ihnen gegeben ist, oder aber daß sie – was ebenfalls gegen die Natur ist – eigenmächtig ihre Lebensspanne verkürzen. Und wenn nun in der Tat der Adressat dieses Traktats, der epikureisch orientierte Atticus,[78] später den Leitlinien Ciceros nicht gefolgt ist und doch durch eigenes Tun sein Lebensende herbeigeführt hat, so mag man schon darin ein Indiz für eine gewisse Realitätsnähe der ciceronischen Erwägungen und Befürchtungen sehen. Interpretationsbedürftig ist dabei freilich Ciceros implizite Relativierung seiner deutlichen Ablehnung des Selbstmordes; denn er wendet sich ausdrücklich nur gegen diejenigen, die „sine causa" diesen Schritt unternähmen. Welche „causae" Cicero doch für die Durchführung des Selbstmordes gelten lassen würde, bleibt an dieser Stelle leider unklar, doch dürften unerträgliche Leiden, wie wir noch sehen werden, durchaus eine solche Ursache gebildet haben. Dann stünde der Hungerselbstmord des Atticus doch noch in einem gewissen Einklang mit den hier formulierten Leitlinien seines langjährigen Freundes und Briefpartners.

---

77 Cic. sen. 72: „sed vivendi est finis optumus, cum integra mente certisque sensibus opus ipsa suum eadem quae coagmentavit, natura dissolvit. ut navem, ut aedificium idem destruit facillime qui construxit, sic hominem eadem optume quae conglutinavit natura dissolvit. iam omnis conglutinatio recens aegre, inveterata facile divellitur. ita fit ut illud breve vitae reliquum nec avide adpetendum senibus nec sine causa deserundum sit."

78 Zum epikureischen Grundgedanken, daß den Menschen der Tod nichts anginge, da der Tod erst dann da sei, wenn der Mensch nicht mehr existiere – Diogenes Laertius X 124 –, vgl. allgemein J. Warren, Facing Death: Epicurus and his Critics, Oxford 2004. Lukrez (rer. nat. 3, 830) hat daraus die Formel „nil igitur mors est ad nos" entwickelt und anschließend weiter ausgeführt (ebd. 3, 830ff.); vgl. dazu G. Binder, Pallida mors. Leben und Tod, Seele und Jenseits in römischen und verwandten Texten, in: G. Binder/B. Effe (Hrsgg.), Tod und Jenseits im Altertum, Trier 1991, 205f. Zum Zusammenhang von epikureischer Todesphilosophie und Suizid siehe ferner unten S. 51f.

Weitaus breiter ausgeführt als noch bei Cicero findet sich die Junktur Alter-Tod-Suizid im Briefcorpus Senecas, ja, seine Ethik, entwickelt in den „epistulae morales ad Lucilium", kreist geradezu um diese Themen. Todesfurcht, das permanente Empfinden des nahenden Todes und die damit einhergehenden Grübeleien, Sinnfragen und Ungewißheiten sowie das Erwägen des freiwillig gesuchten und gefundenen Todes benennt Seneca dabei wiederholt als Charakteristika des hohen Lebensalters. So lautet einer der Kardinalvorwürfe gegen das Alter, den er seinem Briefpartner Lucilius in den Mund legt, daß das Alter stets im Schatten des drohenden Todes stehe: „‚Molestum est, inquis, mortem ante oculos habere.'"[79] Immer wieder insistiert Seneca gegen eine derartige Haltung auf der Vernunft- und Naturwidrigkeit der Todesfurcht, denn der Tod vernichtet uns entweder oder er „macht uns frei: sind wir befreit, bleibt das Bessere übrig, da die Last hinweggenommen; sind wir vernichtet, bleibt nichts übrig, Gutes zugleich und Schlimmes ist hinweggenommen."[80] In verdichteter Form bietet der 30. Brief Senecas geradezu einen eigenen Traktat über Alter und Tod, und zwar am Beispiel des frühkaiserzeitlichen Historikers Bassus Aufidius.[81] „Bassus Aufidius, einen trefflichen Mann, habe ich gebrochen gesehen, mit dem Alter ringend. Aber schon drückt es zu sehr ihn nieder, als daß eine Erleichterung möglich wäre: mit schwerem und überwältigendem Gewicht lastet das Greisenalter auf ihm."[82] Anschließend wählt Seneca das Bild des zunächst Leck geschlagenen und dann auseinanderfallenden Schiffes, um das Schicksal des Bassus Aufidius zu illustrieren: Auch dessen Körper ‚gerät nun aus den Fugen', und so bleibt nur noch, „sich umzusehen, wie man den Ausgang findet."[83] Unverkennbar wird hier der (selbst induzierte) Tod als probater Ausweg aus dem Leidenslos benannt. Bassus' Denken und Reden kreist stets und vor allem um den Tod, und Seneca zeichnet ihn dabei als vernunftgeleiteten Intellektuellen, der den nahenden Tod nicht beklagt, sondern als naturgegebenes Ende des Lebens akzeptiert.

79 Sen. ep. 12, 6.

80 Sen. ep. 24, 18: „Mors nos aut consumit aut exuit: emissis meliora restant onere detracto, consumptis nihil restat, bona pariter malaque summota sunt" (deutsche Übersetzung hier und im folgenden nach: L. Annaeus Seneca, Ad Lucilium epistulae morales, übersetzt, eingeleitet und mit Anmerkungen versehen von M. Rosenbach, Darmstadt 1999).

81 Zu diesem 30. Brief Senecas siehe auch Müller 2003, 161ff.

82 Sen. ep. 30, 1: „Bassum Aufidium, virum optimum, vidi quassum, aetati obluctantem. Sed iam plus illum degravat quam quod possit adtolli: magno senectus et universo pondere incubuit."

83 Sen. ep. 30, 2: „Quemadmodum in nave, quae sentinam trahit, uni rimae aut alteri obsistitur, ubi plurimis locis laxari coepit et cedere, succurri non potest navigio dehiscenti: ita in senili corpore aliquatenus inbecillitas sustineri et fulciri potest; ubi tamquam in putri aedificio omnis iunctura diducitur et, dum alia excipitur, alia discinditur, circumspiciendum est, quomodo exeas."

Doch ist sich Seneca der Vielfalt der Haltungen und Schicksale bewußt: Manchem werde die Gnade zuteil, „daß ihn das Alter sanft entläßt,“[84] andere würden dem Leben grob entrissen. „Du siehst manche den Tod wünschen, und gewiß mehr, als man nach dem Leben zu verlangen pflegt.“[85] Auch der philosophisch gestählte Bassus wünscht vor allem eines: „daß kein Schmerz sei bei jenem letzten Atemzuge.“[86] Da das Alter stets im Schatten des Todes steht, ist es nach Seneca – so in seinem 58. Brief – dem alten Menschen aufgegeben, darüber selbst zu befinden, „ob es nötig ist, zu verachten das äußerste Alter und das Ende nicht abzuwarten, sondern mit eigener Hand herbeizuführen.“[87] Ausschlaggebend für diese Entscheidung ist nach Seneca die Lebensqualität im Alter: „Nicht werde ich auf das Alter verzichten, wenn es mich ganz für mich bewahrt, ganz jedoch auf jener besseren Seite; aber wenn es beginnt zu zerstören meinen Geist, Teile von ihm zu vernichten, wenn es mir nicht das Leben läßt, sondern nur den Atem, werde ich aus dem Gebäude springen, da es morsch und brüchig.“[88] Seneca trifft hier feine Differenzierungen, auf die wir noch des öfteren zurückkommen werden. Der Geist als Sitz von Vernunft und Persönlichkeit müsse nämlich intakt sein, dann seien auch physische Schmerzen wenigstens eine Zeit lang auszuhalten, die somit keinen allein hinreichenden Grund für den Selbstmord böten. Wären freilich auch die nur physischen Schmerzen von unabsehbarer Dauer, nicht zu lindern und so massiv, daß sie ein vernunftorientiertes Leben gar nicht mehr zuließen, dann sei auch bei Vollbesitz der geistigen Kräfte der selbst forcierte Tod der bessere Weg: „Nicht werde ich Hand an mich legen wegen Schmerzes: so zu sterben heißt unterliegen. Wenn ich allerdings weiß, ständig muß ich ihn erleiden, werde ich gehen, nicht seiner selbst wegen, sondern weil er mir hinderlich sein wird bei allem, dessentwegen ich lebe. Schwach ist und feige, wer wegen des Schmerzes stirbt, töricht, wer um des Schmerzes willen lebt.“[89] Allein diese Sätze relativieren Senecas immer

---

84 Ebenda 30, 12.

85 Ebenda 30, 12: „Vides quosdam optantes mortem, et quidem magis quam rogari solet vita.“

86 Ebenda 30, 14: „Dicebat quidem ille Epicuri praeceptis obsequens, primum sperare se nullum dolorem esse in illo extremo anhelitu.“

87 Sen. ep. 58, 32: „an oporteat fastidire senectutis extrema et finem non opperiri, sed manu facere.“

88 Sen. ep. 58, 35: „non relinquam senectutem, si me totum mihi reservabit, totum autem ab illa parte meliore; at si coeperit concutere mentem, si partes eius convellere, si mihi non vitam reliquerit, sed animam, prosiliam ex aedificio putri ac ruenti.“

89 Ebenda 58, 36: „Non afferam mihi manus propter dolorem: sic mori vinci est. Hunc tamen si sciero perpetuo mihi esse patiendum, exibo, non propter ipsum, sed quia impedimento mihi futurus est ad omne, propter quod vivitur. Imbecillus est et ignavus, qui propter dolorem moritur, stultus, qui doloris causa

wieder verkündete Überzeugung von der Schutzfunktion der Philosophie gegenüber der Todesfurcht. Zwar ruft er seinem Adressaten zu: „Verachte den Tod!“ [90] Doch muß der Philosoph selbst einräumen: „Welchen Schlupfwinkel gibt es, in den nicht einträte die Todesfurcht?“[91] Es ist diese “allerelendigste und alles elend machende Furcht vor dem Tode,“[92] gegen die Seneca immer wieder seine philosophischen Geschütze in Stellung bringt. Denn der Tod sei gar kein Übel, da „es an ihm nichts Schlimmes gibt – außer dem einen, das vor ihm liegt: gefürchtet zu werden.“[93]

Aus diesen und weiteren Stellen aus dem Briefcorpus Senecas geht unzweideutig hervor, daß die „drei Wesensmerkmale des genuin menschlichen Todes, seine Unvermeidlichkeit, die Ungewißheit des Todeszeitpunktes und die Art des Sterbens,“[94] zu den zentralen Themen seiner Ethik gehören, die insbesondere zusammen mit dem Altersproblem reflektiert werden. Ob und inwieweit diese Prominenz des Themenkomplexes Alter und Tod(esfurcht) bei Seneca Ausdruck einer wirklichen Virulenz des Themas im gesellschaftlichen Denken und Leben des ersten Jahrhunderts n. Chr. ist, wird sich kaum je definitiv bestimmen lassen, doch angesichts etlicher weiterer Gewährsleute für die allgegenwärtige Furcht des Alters vor dem Tode[95] wird man diesen Zusammenhang zumindest als plausibel und naheliegend bezeichnen dürfen. Dafür stehen auch weitere, im folgenden zu betrachtende Autoren.

Ein Zeitgenosse Senecas war C. Musonius Rufus, der ebenfalls als Philosoph unter den prekären Bedingungen der neronischen Zeit zu leiden hatte, bis er unter und seit Titus anscheinend ein ruhigeres Dasein genießen durfte.[96] Nicht weniger unstet stellt sich das Leben des Favorinus aus Arelate dar, der – mit persönlichen Beziehungen zu Dio Chrysostomos und Herodes Atticus – im frühen zweiten Jahrhundert n. Chr. im griechisch-kleinasiatischen Raum, aber zeitweise auch in Rom gelebt hat.[97] Und ebenfalls ins 2. Jahrhundert n. Chr. gehört wohl ein sonst nicht faßbarer Autor namens Iuncus, der von J. H. Oliver hypothetisch mit Aemilius Iuncus (cos.

---

vivit.“ Dazu siehe insbesondere die klaren Einsichten von Gunderson 1998, 79f.

90 Sen. ep. 78, 5: „contemne mortem.“

91 Sen. ep. 82, 4: „Quae latebra est, in quam non intret metus mortis?“

92 Sen. ep. 101, 10: „miserrimus ac miserrima omnia efficiens metus mortis.“

93 Sen. ep. 104, 10: „Maximum malum iudicabis mortem, cum illa nihil sit mali nisi quod ante ipsam est, timeri.“

94 M. Mischke, Der Umgang mit dem Tod. Vom Wandel in der abendländischen Geschichte, Berlin 1996, 10.

95 Siehe auch die Belegstellen bei Beagon 2005, 94ff.

96 Alle Quellen und Literaturangaben bei Sigismund 2003, 207f.

97 Alle Quellen und Literaturangaben bei Sigismund 2003, 167f.

127 n. Chr.) identifiziert worden ist.[98] Allen drei genannten Personen gemeinsam ist, daß sie Schriften περὶ γήρως verfaßt haben, die zwar leider nicht vollständig überliefert, aber immerhin zum kleineren Teil in dem Florilegium des Heiden (?) Johannes Stobaios aus dem 5. Jahrhundert n. Chr. noch bewahrt worden sind.[99] Schon die Tatsache allein, daß Stobaios dem Thema Alter ein eigenes Kapitel (das 50. seiner Sammlung) widmet, ist bemerkenswert und zeugt von der offenbar ungebrochenen Aktualität des Gegenstandes von der frühen Kaiserzeit bis hinein in die Spätantike. Noch bedeutsamer freilich ist im vorliegenden Zusammenhang, daß er im anschließenden 51. Kapitel den Tod thematisiert hat.

Bei dem jüngsten der drei hier in Rede stehenden Autoren, bei Iuncus, dominiert diese enge Verbindung von Alter und Tod den gesamten Argumentationsgang, soweit er noch erkennbar beziehungsweise rekonstruierbar ist.[100] Ähnlich wie Cicero in seinem Traktat „de senectute" beginnt Iuncus mit der Paraphrase gängiger Anklagepunkte gegen das Alter, um danach die Gegenpositionen in Form einer Verteidigung des Alters zu formulieren. Das primäre ἔγκλημα lautet, das Alter befinde sich stets im Schatten des Todes, denn den alten Menschen bedrücke „die Angst vor dem Tod, die ihm immer folgt, wie ein lauernder Reisegefährte oder Hausgenosse."[101] Und während im Kriegsfall die wehrfähigen Mitbürger Leib und Leben einsetzten, bliebe der Alte wehrlos zurück, „weil ihm ja das Sitzen Mühe macht, mehr noch das Liegen, wobei ihn der Tod umarmt, der ihn bereits in seine Vorhallen führt."[102] Kämen aber zu den ohnehin unvermeidlichen Altersübeln auch noch Armut sowie die soziale Isolation hinzu, dann stelle sich unweigerlich der Wunsch ein, aus dem Leben zu scheiden: „Wenn aber einen gealterten Mann auch noch die Armut treffen sollte, dann dürfte er selbst wünschen, endgültig aus dem Leben scheiden zu dürfen wegen der Mühsal mit allen Dingen: weil er keinen Wegführer findet, keinen, der ihn füttert, weil er nicht ausreichende Kleidung an sich

98 J. H. Oliver, Philosophers and Procuratores, Relatives of the Aemilius Iuncus of Vita Commodi 4, 11, Hesperia 16, 1967, 42–56; alles weitere bei Sigismund 2003, 75–83.

99 Auch zu Stobaios und seiner Kompilation siehe, mit erschöpfenden Angaben, Sigismund 2003, 46ff.; knapp und instruktiv: Gnilka 1971, 6f.

100 Sigismund 2003, 71.

101 Stob. flor. IV 50, 85 (= Iuncus, Fragment A 3 Sigismund): τὸν περὶ τοῦ θανάτου φόβον ἀεὶ ἑπόμενον αὐτῷ καθάπερ ἐπιβουλεύοντα συνοδοιπόρον ἢ σύνοικον (deutsche Übersetzung hier und im folgenden weitgehend nach Sigismund 2003, 91).

102 Stob. flor. IV 50, 85 (= Iuncus, Fragment A 11 Sigismund): ... ὅτι δὴ καὶ τὸ καθέζεσθαι αὐτῷ μᾶλλον δὲ καὶ τὸ κεῖσθαι πόνον ἔχει, συμπεπλεγμένου αὐτῷ τοῦ θανάτου καὶ ἤδη αὐτὸν ἄγοντος εἴσω τῶν ἑαυτοῦ θυρῶν. Sigismund 2003, 109.

trägt, kein Dach über dem Kopf besitzt, keine Nahrung, möglicherweise auch einen entbehrt, der für ihn Wasser schöpft."[103] Alter und Suizid werden hier in einen unmittelbaren Kausalzusammenhang gestellt, und des weiteren gibt der Verteidiger des Alters zu bedenken, daß der Tod ohnehin unvermeidlich und bei genauerer Prüfung sogar „begehrenswerter erscheinen wird als das viel begehrte Leben," denn letzteres biete nur „nicht geringe Mühsal, nicht knapp bemessenes Leid und Elend."[104] Todesnähe, Todesfurcht und die Möglichkeit des (altersinduzierten) Suizids erweisen sich als gerontologische Fixpunkte im Altersdiskurs des Iuncus.[105]

Ebenso scheint dies in dem erheblich schlechter überlieferten Traktat über das Alter des Favorinus der Fall zu sein:[106]

> Θεόδωρος μὲν γὰρ ὁ Κυρηναῖος οὐδεμίαν ἱκανὴν πρόφασιν ἔφασκεν εἶναι τῷ σοφῷ πρὸς τὴν τοῦ βίου κατάλυσιν· καὶ τό γε ἀκόλουθον οὕτως ἠρώτα· τὸ γὰρ καταφρονοῦντα τῶν ἀνθρωπείων συμπτωμάτων ἀπωστὸν ὑπ' αὐτῶν ἐκ τοῦ βίου γίγνεσθαι πῶς οὐχ ὑπεναντίον τῷ μόνον μὲν τὸ καλὸν ἀγαθόν, μόνον δὲ τὸ αἰσχρὸν κακὸν εἰρηκότι;

Wenn Favorinus dem Suizid, den er unter Verweis auf einen hedonistischen Philosophen offenbar ablehnt, eine gesonderte Behandlung in seinem Werk angedeihen läßt, so stellt sich mit Sigismund in der Tat „die Frage, ob Favorinus an dieser Stelle ein gesellschaftlich virulentes Thema anspricht."[107]

---

103 Stob. flor. IV 50, 85 (= Iuncus, Fragment A 12 Sigismund): εἰ δὲ καὶ πενία πως ἀνδρὶ γεγηρακότι ξυμπέσοι, αὐτὸς ἂν ἐκεῖνος εὔξαιτο ἀπαλλαγῆναι τέλεον τοῦ βίου διὰ τὸ ἄπορον ἐπὶ πᾶσιν, οὐχ ἡγεμόνος ὁδοῦ τυγχάνων, οὐ τροφέως, οὐκ ἐσθῆτα τὴν αὐτάρκη περικείμενος, οὐ στέγης εὐπορῶν, οὐ τροφῆς, ἔστι δὲ ὅπῃ καὶ ὕδατος οὐκ ἔχων τὸν ἀρυσόμενον· Vgl. Sigismund 2003, 115; Herrmann-Otto 2008, 81f.

104 Stob. flor. IV 53, frgm. 35 (= Iuncus, Fragment D 9 Sigismund): εὖ δὲ ἴσθι, ἐξεταζόμενον αἱρετώτερον φανεῖται τῆς περισπουδάστου ζωῆς. ἐνταῦθα μὲν γὰρ ἐνοχλεῖ τοῖς ἀνθρώποις οὐ βραχὺς πόνος, οὐδὲ λύπη καὶ ταλαιπωρία ξύντομος· Sigismund 2003, 160.

105 Sigismund übersieht dies und ignoriert das von ihm selbst interpretierte Fragment A 12, wenn er behauptet, daß die Suizidfrage bei Iuncus „anscheinend" keine Rolle spiele (Sigismund 2003, 197).

106 Favorinus, frgm. 17 Barigazzi (= Fragment 12 Sigismund; Übersetzung nach Sigismund 2003, 196f.): „Theodorus nämlich, der Kyrenaier, sagte, daß es für einen Weisen keinen hinreichenden Grund für die Beendigung des Lebens gäbe. Und er stellte so die folgende Frage: Wenn einer, die Schicksalsfälle der Menschen verachtend, durch sie aus dem Leben verstoßen wird, wie steht das nicht im Gegensatz zu demjenigen, der gesagt hat, daß allein das Schöne gut sei, allein das Häßliche aber schlecht?"

107 Sigismund 2003, 197. Er fährt fort (ebenda): „Inwieweit der Alterssuizid in der antiken Bevölkerung wirklich verbreitet war, läßt sich zwar nicht mehr

Ob dies auch der stoische Philosoph Musonius Rufus getan hat, läßt sich anhand der geringen Überlieferungssplitter leider nicht entscheiden, die Furcht vor dem Tod (ὁ τοῦ θανάτου φόβος) bestimmt jedoch auch er als die für Greise beschwerlichste Alterslast, denn dies sei es, „was den Greisen das Leben am allerunglücklichsten macht.“[108]

Daß die enge thematische Verzahnung von Todesnähe, Alter und Alterssuizid keinesfalls ein lebensfernes Motiv philosophischen Spekulierens gewesen ist, unterstreichen nachdrücklich die Briefe des jüngeren Plinius, denen wir uns nun zuwenden wollen. Plinius dürfte allein schon wegen seiner privaten Kontakte mit dem genannten Musonius Rufus in die zeitgenössische, philosophisch eingefärbte Diskussion um Alter, Tod und Selbstmord einbezogen gewesen sein,[109] und seine zahlreichen brieflichen Einlassungen zu diesem Themenkomplex unterstreichen die Intensität seines Nachdenkens über diese Gegenstände. Der Brief 1,12, veranlaßt durch das freiwillige Ausscheiden des Corellius Rufus aus dem Leben, ist ein einziger kleiner Traktat ‚de morte, de senectute et de morte voluntaria‘:[110] „Corellius Rufus ist aus dem Leben geschieden, und zwar freiwillig, was meinen Schmerz noch verschlimmert. Ist es doch besonders traurig, wenn der Tod nicht natürlich und schicksalhaft erscheint.“[111] Zwar hat Plinius in seinem Brief den politisch exponierten „consularis“ Corellius[112] durchaus nach stoisch-philosophischem Vorbild idealisiert und sein heroisches Ausharren über den Tod des ‚Tyrannen‘ Domitian hinaus (unter Inkaufnahme mancher chronologischer Ungenauigkeiten) dramatisch ein wenig aufpoliert,[113] doch die wesentlichen Fakten und Daten der Lebens- und Todesumstände des Corellius Rufus werden von Plinius zuverlässig benannt. Seit seinem 33. Lebensjahr hatte dieser unter schmerzhafter Gicht gelitten: „Tertio et tricensimo anno, ut ipsum audiebam, pedum dolore correptus est.“[114] Nun, im Alter von 67 Jahren,[115] lagen weit über dreißig Jahre andauernden, sich zunehmend verschlimmernden Leidens

---

bestimmen, jedoch scheint der Selbstmord unter alten Intellektuellen nicht gänzlich unüblich gewesen zu sein.“

108 Musonius XVII (ed. Hense p. 92): καὶ τό γε ἀθλιώτατον ποιοῦν τὸν βίον τοῖς γέρουσιν αὐτὸ τοῦτό ἐστιν, ὁ τοῦ θανάτου φόβος.

109 Vgl. Plinius ep. 3, 11, 5 und dazu Hoffer 1992, 2 und öfter.

110 Vgl. dazu Müller 2003, 280ff.

111 Plin. ep. 1, 12, 1: „decessit Corellius Rufus et quidem sponte, quod dolorem meum exulcerat. est enim luctuosissimum genus mortis, quae non ex natura nec fatalis videtur.“

112 Zur Karriere des Corellius Rufus siehe Sherwin-White 1966, 111f.; Müller 2003, 280 mit Anm. 11.

113 Dies weist Hoffer 1992, 141ff. nach.

114 Plin. ep. 1, 12, 4.

115 Plin. ep. 1, 12, 11.

hinter ihm, so daß er nach rationaler Abwägung zu dem Entschluß gelangt war, seinem qualvollen Leben ein Ende zu setzen, und auch der Gedanke an Frau, Kinder und Enkel hatte ihn von diesem Vorhaben nicht abhalten können: „sed tam longa, tam iniqua valetudine conflictabatur, ut haec tanta pretia vivendi mortis rationibus vincerentur."[116]

Corellius Rufus bildete keinen Einzelfall, wie das bereits an früherer Stelle erwähnte[117] Beispiel des alten Titius Aristo lehrt. Auch dieser hatte seit langem an schwerer und keine Aussicht auf Besserung zulassender Krankheit gelitten,[118] hatte lange Zeit Schmerzen, Fieber und Durst heroisch widerstanden,[119] nun aber erwogen, freiwillig aus dem Leben zu scheiden.[120]

An anderer Stelle in seinem Briefwerk räsoniert Plinius über die „fragilitas mortalitatis aut fortunae mobilitas"[121] und blickt auf frühere politische Weg- und Zeitgenossen zurück, die unterschiedliche Schicksale erlebt hätten: „Quidam ex iis, qui tunc egerant, decesserunt, exulant alii, huic aetas et valetudo silentium suasit, hic sponte beatissimo otio fruitur…"[122] Alter wird hier mit Krankheit und (dauerhaftem) Schweigen assoziiert, der ohnehin allgegenwärtige Tod[123] wirft seinen besonders langen Schatten voraus, und immer wieder begegnet bei Plinius und weiteren Autoren der Gedanke, daß der Tod ein „Heilmittel" (φάρμακον) gegen die Übel des Alters bietet.[124]

In einer kurzen Zwischenbilanz kann man im Rückblick auf die griechische und römische Literatur aus nahezu einem gesamten Jahrtausend mit Christian Gnilka festhalten: „Die Todesfurcht galt der Antike als schlimmste Bedrängnis des Alters."[125] Und, so läßt sich hinzufügen, der Gedanke, drohenden Alters- und Todesqualen ein vorzeitiges Ende zu bereiten, bildete dabei eine stets gegenwärtige Denkfigur. Trifft diese Einschätzung, so ist nun zu fragen, auch noch für die kirchlichen Autoren der fortgeschrittenen Kaiserzeit und der Spätantike zu? Dies wird man zunächst ein-

116 Plin. ep. 1, 12, 4: „Aber ihn plagte eine so langwierige, quälende Krankheit, daß diese Reize, die ihn ans Leben fesselten, von den Gründen, in den Tod zu gehen, aufgewogen wurden."

117 Plin. ep. 1, 22; oben S. 5f.

118 Plin. ep. 1, 22, 1.

119 Plin. ep. 1, 22, 7.

120 Plin. ep. 1, 22, 8.

121 Plin. ep. 4, 24, 2.

122 Ebenda 4, 24, 3: „Manche von denen, die damals plädiert hatten, sind tot, andere in der Verbannung, dem einen haben Alter und Krankheit nahegelegt zu schweigen, der andere genießt freiwillig gesegnete Muße."

123 Siehe hier besonders Plinius ep. 5, 5.

124 Lukian. Dial. mort. 27, 9.

125 Gnilka 1971, 14.

mal kaum annehmen wollen, da doch den Christen das von Sündhaftigkeit geprägte irdische Dasein nur als unerquickliche Vorstufe zum sündenfreien Jenseits zu gelten hatte. So ist allein schon die Tatsache signifikant, daß die Tradition der Literatur περὶ γήρως, zu welcher die Thematisierung von Alter und Tod elementar gehörte, von den christlichen Autoren nicht weiter gepflegt wurde.[126] Und wenn der Kirchenvater und Bischof von Konstantinopel Johannes Chrysostomos konstatiert, jede Form der Altersklage sei widersinnig, da sie sich auf unerhebliche Dinge beziehe,[127] so scheint der christliche Comment damit tatsächlich hinreichend klar formuliert und jedes weitere Nachforschen überflüssig zu sein. Dennoch stellt sich bei näherem Hinsehen die christliche Literatur auch noch der Spätantike über das Alter keineswegs als so einheitlich dar, wie möglicherweise zunächst angenommen.[128]

Besonders ausführlich und unverblümt geht Hieronymus, der circa 75 Jahre alt wurde, auf seine Altersbeschwerden ein und auch auf die damit verbundene Nähe zum Tod, die er keineswegs leicht und jenseitsgewiß erträgt:[129] „Frequentibus morbis meam quoque terram fecit (sc. Deus) contremiscere, cui dictum est: ‚Terra es, et in terram ibis‘ (Gen. 3, 19). Et oblitum conditionis humanae, crebro admonet, ut hominem et senem et iamiamque moriturum esse me noverim.“[130] Auch Gregor von Nazianz belegt das Alter (τὸ γῆρας) fast nach frühgriechischer Manier mit ausdrucksstarken, negativen Attributen, denn es sei „kraftlos (ἀφαυρόν), starr (ῥικνόν), feige (ἄναλκες) und quälend (ἀνιγρόν)“ und verursache Todesfurcht.[131] Daher bittet der Kappadokier Gott, ihm ein sanftes Ende zu gewähren.[132] Auf die folglich auch von glaubenssicheren Christen in ungemildeter Schärfe empfundene Bedrohung des Seelenfriedens durch die im Alter immer stärker fühlbare Todesnähe reagierten die Kirchenväter mit pastoralen Beruhigungsstrategien. So verfaßt Ambrosius ein Werk „De

---

126 Gnilka 1971, 8; Dönni 1996, 57.

127 Joh. Chrys. hom. in 1 Tim. 1, 3 (PG 63, 605); zu weiteren Parallelstellen (Ambrosius, Palladius u. a.) vgl. Gnilka, 1971, 17.

128 Zum folgenden siehe vor allem die materialreiche Arbeit von Dönni 1996 und jetzt noch H. Grieser, Die christliche Idealisierung des Sterbens. Beobachtungen anhand einiger griechischer Viten des 4. und 5. Jhs., RQA 101, 2006, 173–193.

129 Einschlägig zum Thema ‚Hieronymus und das Alter‘ ist jetzt Amerise 2008.

130 Hier. in Is 14 praef (CC 73 A, 552): „Durch zahlreiche Krankheiten ließ Gott auch meine Erde erzittern, wie gesagt ist: ‚Du bist Erde und wirst in Erde eingehen.‘ Und häufig gemahnt er mich, falls ich die menschliche Verfassung aus dem Blick verliere, daß ich erkenne, daß ich ein Mensch und ein Greis bin und sehr bald sterben werde.“

131 Greg. Naz. poem. de seipso (PG 37) 16, 51 (PG 37, 1258). 16, 65 (PG 37, 1259). 32, 25 (PG 37, 1302). 43, 10 (PG 37, 1347); vgl. Gnilka 1971, 21.

132 Greg. Naz. poem. de seipso 45, 343ff. (PG 37, 1377).

bono mortis",[133] in welchem dem Tod das Bedrohliche genommen und dieser vielmehr als „das nicht umgehbare Eingangstor zur Erlangung der ewigen Seligkeit" erwiesen werden soll und überhaupt als richtig qualifiziert wird.[134] „Non igitur mors malum. Nam neque apud viventes mors est neque apud defunctos: apud alios enim non est. quia adhuc vivunt, alii transierunt."[135] Das hohe Alter und die bevorstehende Todesstunde eröffnen aber auch zugleich die letzte Möglichkeit, sich von sündhaften irdischen Verwirrungen abzukehren, um rein in die ewige Seligkeit einzugehen: „Beatus plane, qui vel in senectute correxit errorem, beatus, qui vel sub ictu mortis animum avertit a vitiis."[136]

Welche reale Bedeutung derartige Überlegungen und Tröstungen für die ihr Alter als Last empfindenden, den Tod zugleich herbeiwünschenden und seine Schrecken fürchtenden Menschen erlangten, entzieht sich unserer Kenntnis und bleibe dahingestellt. Daß im hohen Alter nicht nur die Aussicht auf die bevorstehende Seligkeit, sondern auch der Überdruß an einem als quälende Pein erlebten Dasein den Todeswunsch verstärkte, läßt Augustinus nur indirekt anklingen, während Hieronymus es ungeschminkt formuliert. Eigentlich, so Augustinus, wolle der Mensch nicht sterben; wenn aber doch, dann im hohen Alter (dem man folglich entfliehen möchte): „Utique natura refugit mortem. Intuere omne animalium genus, nullum invenies quod nolit vivere, quod non timeat interire. Habet istum sensum genus humanum. Dura est mors: sed non, inquam, quia mors est dura, ideo neganda est vita. Petrus etiam senex nolebat mori. Mori quidem nolebat, sed Christum sequi malebat."[137] Petrus wollte „selbst als Greis" nicht sterben – das „etiam senex" ist hier besonders vielsagend, bringt es

---

133 Ambros. bon. mort., in: Sancti Ambrosii opera. Pars I, rec. C. Schenkl, Wien 1896 (CSEL 32, 1); vgl. Ambrosius von Mailand, De bono mortis. Der Tod – ein Gut, übersetzt und mit Anmerkungen versehen von J. Huhn, Freiburg 1992.

134 Dönni 1996, 80; siehe auch A. Nagel, Die medizinische Anthropologie bei Ambrosius von Mailand, Dissertation Düsseldorf 1970, 35f.

135 Ambros. De bono mort. 30 (CSEL 32, 730): „Nicht also ist der Tod ein Übel. Denn weder bei den Lebenden noch bei den Toten gibt es den Tod: Bei anderen jedenfalls gibt es ihn nicht, weil die einen bis jetzt leben, die anderen hinübergegangen sind."

136 Ambros. obit. Val. 10 (CSEL 73, 335): „Selig ist gewiß, wer im Greisenalter den Irrtum gerade rückt, selig, wer unter dem Ansturm des Todes seinen Sinn von den Lastern abwendet."

137 Aug. serm. 297, 3 (PL 38, 1360): „Jedenfalls meidet die Natur den Tod. Blicke auf jede Art der Lebewesen, und du wirst keines finden, das nicht leben will, keines, das nicht zu sterben fürchtet. Das menschliche Geschlecht besitzt dieses Gespür. Der Tod ist hart: Aber nicht, sage ich, weil der Tod hart ist, soll das Leben verneint sein. Petrus wollte sogar als Greis nicht sterben. Zwar wollte er nicht sterben, aber er wollte gern Christus nachfolgen."

doch implizit Augustins Überzeugung zum Ausdruck, daß Alte sich dem Tod gegenüber normalerweise nicht mehr verweigern sollten, wenn sie ihn nicht sogar herbeiwünschten. Letzteres – und eine unmißverständliche Begründung – bringt hingegen Hieronymus zum Ausdruck: „Ubi augmentum annorum, ibi senectus: ubi senectus, ibi morbi: ubi morbi, ibi tormenta: ubi tormentum, ibi mortis desiderium."[138] Krankheit und Qual – dies, so Hieronymus, mache das Alter aus und wecke das Todesbegehren. Daher müssen wir unser Augenmerk im folgenden auf Art und Umfang der Altersleiden in der Antike sowie auf deren Wahrnehmung richten.

138 Hieron. Tract. in psalm. ser. alt., ps. 89, 10 (CC 78, 418): „Wo die Jahre sich vermehren, da tritt das Greisenalter auf: wo das Greisenalter, da die Krankheiten: wo die Krankheiten, da die qualvollen Leiden; wo das qualvolle Leiden, da der Wunsch nach dem Tod."

2. ALTERSLEIDEN

In vielen Fällen bleibt in den antiken Quellen die Art der Krankheiten, welche die alten Menschen bedrückten und sie den baldigen Tod erwarten oder gar herbeiwünschen ließen, unausgesprochen und damit unklar. Die im folgenden gebotene Zusammenstellung der überlieferten Altersleiden dient daher zum einen der Orientierung über das große Spektrum der in der Antike bereits bekannten Alterskrankheiten und soll daneben verdeutlichen, daß es bereits ein reges und dauerhaftes Interesse in griechisch-römischer Zeit an diesem Thema gab, was sich plausibel nur mit seiner notorischen Aktualität und Dringlichkeit erklären läßt.[139]

Der Begriff der „Altersleiden" ist dabei möglichst weit zu fassen, da die aus der modernen medizinischen Forschung bekannte Disposition zu suizidalem Handeln in der Regel auf eine Vielzahl von Ursachen zurückgeht, die wesentlich aus körperlichen Erkrankungen, psychischen Befindlichkeiten und familiären wie sozialen Rahmenbedingungen bestehen.[140] Von besonderer Bedeutung im psychischen Bereich sind dabei nach psychoanalytisch fundierter Auffassung „die narzißtischen Gefährdungssituationen für Ältere: 1. die Gefährdung der Geschlechtsrollenidentität, 2. Gefährdungen des Selbstwertgefühls, die durch den Verlust von Macht und Einfluß ausgelöst werden, und 3. Bedrohungen der Selbstständigkeit durch altersbedingte Abhängigkeit und Hilflosigkeit."[141]

Vor diesem Hintergrund ist beispielsweise die folgende Beschreibung bedeutsam, die Iuncus im 2. Jahrhundert n. Chr. von der entwürdigenden Behandlung eines alten Mannes gibt, der versucht, weiterhin am öffentlichen und politischen Leben seiner Heimatpolis teilzunehmen:[142] Wenn

---

139 In diesem Sinne bereits Sigismund 2003, 264ff.; siehe auch Schäfer/Karenberg 2005, 20: „Neben der Vorstellung von besonderen ‚Alterskrankheiten' stand seit der Antike das Konzept einer unspezifischen ‚Krankheit Alter' in der medizinischen Diskussion: Im Jahr 161 v. Chr. fügte der römische Dichter Terenz in seine Komödie ‚Phormio' (v. 575) die satirische Bemerkung ein: ‚Das Alter selbst ist die Krankheit.' Diese Sentenz sollte Geschichte machen."

140 P. Netz, Suizidalität im Alter, in: Wolfslast/Schmidt 2005, 83.

141 Netz, ebenda, 86.

142 Stob. flor. IV 50, 85 (= Iuncus, Fragment A 9–10 Sigismund): εἴτε δὲ θαρρήσει προελθεῖν εἰς τὴν ἀγοράν, γέλωτα τοῖς ὁρῶσι παρασκευάζει, βλέπων τε οὐκ ἀκριβὲς καὶ βοώντων οὐκ ἀκροώμενος, καὶ πειρώμενος ἑαυτὸν διακομίζειν καταπίπτων σφαλλόμενος, θλίβειν λεγόμενος καὶ

der Greis noch den Mut habe, die Agora zu betreten, ernte er Spott und Gelächter, denn er könne nicht mehr anständig sehen und hören. Er stolpere vor sich hin und man werfe ihm vor, im Wege zu stehen und die Luft zu verschwenden. In der Volksversammlung sei er zu nichts mehr zu gebrauchen (schon gar nicht für ein Amt), denn er sei auf das Niveau eines Kindes zurückgefallen. Und im Kriege bleibe er nutzlos und schutzlos zurück.

Derlei deprimierende Erlebnisse werden zweifellos zu den aus moderner medizinischer Sicht bekannten ‚Gefährdungen des Selbstwertgefühls' geführt und möglicherweise schon angelegte suizidale Neigungen verstärkt haben können, doch muß man es bei derlei plausiblen Hypothesen belassen. Denn während in der modernen geriatrischen Medizin ein die psychosozialen Bedingungsfaktoren berücksichtigender Ansatz natürlich den gängigen Standard bildet, war dies in der Antike nach landläufiger Auffassung hingegen nicht der Fall. Es ist überhaupt umstritten, ob und gegebenenfalls seit wann von der Existenz einer antiken Geriatrie die Rede sein kann.[143] Zumindest aber – und dies ist unstrittig – existierten bereits empirisch fundierte Kenntnisse von altersspezifischen gesundheitlichen Defekten, die, in ihrer Summe, durchaus eine Art geriatrisches Basiswissen ergeben.[144] So bietet schon der 31. Aphorismus im dritten Buch der hippo-

ἀφανίζειν τὸν κοινὸν τῆς πόλεως ἀέρα· οὔτε γὰρ εἰς τὸν ἀριθμὸν τῶν φυλετῶν ἐν ἐκκλησίᾳ παρὼν τάττεται, οὔτε μὴν ἀρχῆς οἷός τέ ἐστι προΐστασθαι, διά τε τὰ προειρημένα ἐμπόδια κυφός τε ὢν καὶ ῥικνὸς καὶ ἄμορφος καὶ ἀδύνατος τῇ τε ψυχῇ κατὰ τὴν παροιμίαν παῖς πάλιν γεγονώς. ἐν δὲ πολέμῳ τί χρὴ καὶ λέγειν ὡς ἀστράτευτός τε καὶ γυμνὸς ἀπολείπεται, οὐ πεζός, οὐχ ἱππεὺς τεταγμένος, οὐδ' αὖ νεὼς ἐρέτης τις ἢ ἐπιβάτης, ὅτι δὴ καὶ τὸ καθέζεσθαι αὐτῷ μᾶλλον δὲ καὶ τὸ κεῖσθαι πόνον ἔχει, συμπεπλεγμένου αὐτῷ τοῦ θανάτου καὶ ἤδη αὐτὸν ἄγοντος εἴσω τῶν ἑαυτοῦ θυρῶν. Vgl. Parkin 2003, 244.

143 P. Lüth, Geschichte der Geriatrie. Dreitausend Jahre Physiologie, Pathologie und Therapie der alten Menschen, Stuttgart 1965, 56; G. Wöhrle, Der alte Mensch im Spiegel der antiken Medizin, in: Herrmann-Otto 2004, 22: Der alte Mensch tritt „erst schrittweise als Objekt in den Blick der Medizin", und wenn sich unter den im Corpus Hippocraticum versammelten, dem 5. und 4. Jh. v. Chr. zuzurechnenden Schriften „auch keine spezifisch geriatrische befindet, so gibt es doch an verschiedenen Stellen und in unterschiedlichem Zusammenhang immer wieder Hinweise auf die besonderen Bedürfnisse und Probleme bei der Behandlung alter Menschen." Siehe ferner vor allem den Überblick bei G. Pisi, La medicina greca antica, in: Mattioli 1995/2007, Bd. I, 1995, 447–487, und bei Magdelaine 2003, 61ff. sowie die knappen Bemerkungen von G. Wöhrle, Der alte Mensch im Blickfeld der antiken Medizin, in: Alter in der Antike 2009, 163ff.

144 Insofern halte ich die Überschrift des nur wenige Seiten (63–68) umfassenden, einschlägigen Kapitels bei Fontanille 2004 („La gériatrie manque dans la médecine antique") für verfehlt; richtig hingegen Sigismund 2003, 285ff.

kratischen Aphorismensammlung einen instruktiven Katalog von Altersleiden:

> „Alte Menschen leiden an Altersbeschwerden (Dyspnoe), Katarrhen mit Husten, Strangurie, Dysurie, Gelenkbeschwerden, Nierenerkrankungen (Nephritiden), Schwindelanfällen, Schlagflüssen, Kachexie, Pruritus des gesamten Körpers, Schlaflosigkeit, wäßrigen Ausflüssen aus Darm, Augen und Nasen, Schwersichtigkeit, Katarakt und Schwerhörigkeit.“ [145]

Während die posthippokratischen medizinischen Schriften weitgehend verloren und die spärlichen erhaltenen Reste nur wenig aussagekräftig sind,[146] bietet die häufig zitierte, negative Alterpsychologie der aristotelischen „Rhetorik“ [147] Anhaltspunkte auch für Überlegungen mit Blick auf die potentielle suizidale Anfälligkeit alter Menschen. Aristoteles hebt nämlich die ängstlich-pessimistische Grundhaltung der Alten hervor: sie seien „kleinmütig“ (μικρόψυχοι), da sie vom Leben gedemütigt und in all ihren Hoffnungen enttäuscht worden seien. Trafen eine derartige, vorwiegend negative Selbstwahrnehmung alter Menschen und physische Leiden sowie sozioökonomische Probleme der Lebensführung und Lebensgestaltung zusammen, so konnte der letzte Lebensabschnitt gewiß zu einer Tortur der Hoffnungslosigkeit werden. Eben dies ist eines der vielen Gravamina, mit denen sich (Ciceros) Cato auseinanderzusetzen hat: „at senex ne quod speret quidem habet.“ [148] Und Seneca entnimmt dem Schicksal des vom Alter gepeinigten und dem Tode zuneigenden Bassus Aufidius ebendiese trübe Gewißheit: Während Krankheit, Feuersbrunst und Naturgewalten auch wieder gehen, wie sie gekommen sind, so bleibt allein das Alter, das keiner-

145 Hippocrat. aph. III 31 (ed. W. H. S. Jones, Hippocrates IV, Cambridge/Mass. 1967, p.132/134): Τοῖσι δὲ πρεσβύτῃσι, δύσπνοιαι, κατάρροιαι βηχώδεες, στραγγουρίαι, δυσουρίαι, ἄρθρων πόνοι, νεφρίτιδες, ἴλιγγοι, ἀποπληξίαι, καχεξίαι, ξυσμοὶ τοῦ σώματος ὅλου, ἀγρυπνίαι, κοιλίης καὶ ὀφθαλμῶν καὶ ῥινῶν ὑγρότητες, ἀμβλυωπίαι, γλαυκώσιες, βαρυηκοΐαι; deutsche Übersetzung nach Wöhrle, in: Herrmann-Otto 2004, 23. Schäfer/Karenberg 2005, 19, konstatieren: „Die Bedeutung dieser Liste für die folgenden zwei Jahrtausende der Altenheilkunde läßt sich kaum überschätzen.“ Vgl. auch Celsus, de med. 2, 1, 5: „Longis morbis senectus, acutis adulescentia magis patet“ („Das Greisenalter ist langandauernden Krankheiten ausgesetzt, die Jugend eher akuten“). Weitere vereinzelte Ergänzungen dieser Aufzählungen aus medizingeschichtlichen Texten verzeichnet Magdelaine 2003, 70f.

146 Pisi (o. Anm. 143) 477ff.; allzu knapp: Fontanille 2004, 63ff.

147 Aristot. rhet. 1389 b 13–1390 a 23.

148 Cic. sen. 68 („Ein alter Mensch hat aber nicht einmal etwas, worauf er hoffen kann.“); siehe oben S. 20f.

lei Hoffnung mehr zuläßt: „nil habet quod speret, quem senectus ducit ad mortem."[149]

Doch zurück zu den geriatrischen Quellen im engeren Sinne: Die eigentlich am ehesten als geriatrisch zu bezeichnenden Schriften der Antike sind uns erst aus der römischen Kaiserzeit überliefert. An erster Stelle ist hier Galen zu nennen, mit seinen Traktaten über die Auszehrung (περί μαρασμοῦ) und über die diätetischen Grundregeln für die beste Lebensführung im Alter.[150] Die letztgenannte, um 180 n. Chr. entstandene Schrift geht von der Grundannahme aus, durch eine entsprechende Art der Lebensgestaltung Altersleiden wie Gicht, Blasen- und Nierensteine, Dickdarmbeschwerden und Magengeschwüre vermeiden zu können.[151] Dem erziehungsoptimistischen Ansatz entsprechend werden die negativen Folgen der Nichteinhaltung der empfohlenen Lebensregeln um so rücksichtsloser ausgemalt: „Ist es nicht scheußlich, wenn einer wegen seiner schweren Gicht seine eigenen Hände nicht gebrauchen kann und so auf einen anderen angewiesen ist, der ihm seine Nahrung zum Mund führt und ihm beim Stuhlgang den Hintern abwischt? Da wäre es nämlich besser, wenn man nicht völlig verweichlicht ist, tausendmal eher dem Tod den Vorzug zu geben, als in einem solchen Leben auszuharren."[152] Und an den Leidenskatalog des bereits erwähnten hippokratischen Aphorismus (III 31) erinnert die Liste von Celsus aus dem 1. Jahrhundert n. Chr.:

> „in senectute spiritus et urinae difficultas, gravedo, articulorum et renum dolores, nervorum resolutiones, malus corporis habitus (καχεξίαν Graeci appellant), nocturnae vigiliae, vitia longiora aurium, oculorum, etiam narium, praecipueque soluta alvus, et quae secuntur hanc, tormina vel levitas intestinorum ceteraque ventris fusi mala."[153]

---

149 Sen. ep. 30, 4 („Nichts hat, was er hoffen kann, wen das Alter zum Tode führt;" siehe oben S. 20f.); vgl. auch Augustinus ep. 213, 1 (PL 33, 966): „Senectus autem aliam aetatem quam speret, non habet."

150 Galen., de sanit. tuend. 5; vgl. Sigismund 2003, 287: „In vielen medizinischen Werken erscheinen die geriatrischen Reflexionen gebündelt. So besteht Buch V von Galens ‚de sanitate tuenda' nahezu ausschließlich aus medizinischen Betrachtungen über das Alter. Eine solche literarische Bündelung macht aber nur Sinn, wenn sie die Systematik der besprochenen Realität spiegelt." Vgl. zu dieser galenischen Schrift jetzt noch S. Grimaudo, Difendere la salute. Igiene e disciplina del soggetto nel ‚De sanitate tuenda' di Galeno, Neapel 2006.

151 Galen., de sanit. tuend. 5, 1, 25ff.; vgl. Luchner 2004, 68.

152 Galen., de sanit. tuend. 5, 1, 26; deutsche Übersetzung nach Luchner 2004, 69f.; vgl. (mit dem griechischen Text) oben S. 6f.

153 Celsus, de med. 2, 1, 22: „Im hohen Alter begegnen Schwierigkeiten beim Atmen und Harnabfluß, Stockschnupfen, Schmerzen an Gelenken und Nieren, Nervenlähmungen, eine schlechte körperliche Verfassung (welche die Griechen ‚kachexia' nennen), nächtliche Schlaflosigkeit, länger andauernde Defekte der Ohren, Augen und auch Nasen, und besonders Durchfall mit den

Von einer derartigen Aufzählung ist der Weg nicht weit zu der (topisch verbreiteten) Überzeugung, das hohe Alter sei überhaupt nichts anderes als eine einzige unheilbare Krankheit: „Senectus enim insanabilis morbus est.“ [154] In ebendiesen düsteren Farben zeichnet auch Juvenal in seiner zehnten Satire das hohe Lebensalter, in einem Text, den man – trotz aller karikierenden Überzeichnungen – geradezu als Essenz geriatrischen Wissens und Bewußtseins in der frühen und hohen Kaiserzeit lesen kann.[155] Und dies um so eher, als der Satirendichtung Juvenals durchaus ein vor kurzem umfassend monographisch behandelter Wirklichkeitsbezug eignet[156] – zwar nicht in einem einfachen mimetischen Sinne, wohl aber in bezug auf grundlegende Strukturmerkmale der aus der Wirklichkeit bezogenen Sujets: „Wesentlich für die Bestimmung des Satirischen ist das Wirklichkeitsverhältnis. Die wirklichkeitsbezogene Literaturform Satire stellt die historisch-empirische Wirklichkeit nicht ungebrochen dar, sondern bietet einen satirespezifischen Wirklichkeitsausschnitt. Die Satire ist also nicht realistisch, insofern sie auf eine die empirische Wirklichkeit getreu nachahmende Wiedergabe zielt; allerdings beansprucht sie, eine – wie verzerrt auch immer – realistische Sichtweise der Wirklichkeit zu bieten.“ [157] In diesem von Schmitz zitierten Sinne ist auch die zehnte Satire Juvenals als durchaus realitätsorientiert zu begreifen, malt sie doch, um die Absurdität des weitverbreiteten Bettelns um ein möglichst langes Leben zu erhellen, ein stilistisch und in der Terminologie drastisch überzeichnetes Altersbild

---

Folgeerscheinungen, Leibschmerzen und Verschlissenheit der Gedärme und die übrigen mit Durchfällen verbundenen Übel.“ Vgl. auch Parkin 2003, 254; Cokayne 2003, 37. Papyrologische Belege für den altersbedingten Verlust bzw. für Einschränkungen der Sehfähigkeit vermerkt jetzt R. W. Daniel, Paleography and Gerontology: The Subscriptions of Hermas Son of Ptolemaios, ZPE 167, 2008, 151f. Magdelaine (2003, 69ff.) weist relativierend darauf hin, daß das hohe Alter bei den antiken Medizinern allerdings nicht durchgängig negativ konnotiert war und nicht nur mit Schwäche und Krankheit assoziiert wurde.

154 Sen. ep. 108, 28; vgl. oben Anm. 139 zur ‚Krankheit Alter‘. Zur prominenten Rolle der Motive Schmerz und Krankheit in der Ethik Senecas siehe jetzt C. Edwards, The Suffering Body: Philosophy and Pain in Seneca’s Letters, in: J. I. Porter (Hrsg.), Constructions of the Classical Body, Ann Arbor 1999, 252–268. Und zu dem Topos des Alters als Krankheit in diachroner Perspektive siehe überdies W. U. Eckart, Lust oder Last? Alterskrankheit und Altersgesundheit in historischer Perspektive, Zeitschrift für Gerontologie und Geriatrie 33, 2000, 171–178.

155 In diesem Sinne auch Parkin 2003, 78ff.

156 Schmitz 2000.

157 Schmitz 2000, 10; vgl. auch ebenda, 18: „Da sich der Satiriker die Wirklichkeit durch spezifisch satirische Verfahren überhaupt erst zum Gegenstand seiner Satire umformt, fällt der Sprach- und Darstellungskunst Juvenals als Medium seiner satirischen Aussage besonderes Gewicht zu.“

aus.[158] Denn langes Leben bedeutet um so höheres und länger andauerndes Greisenalter, und dies, so der satirische Sprecher, bedeute nichts anderes als körperliche Häßlichkeit, Zahnlosigkeit, Asexualität, Hörschwäche, das Angewiesensein auf Betreuung durch Dritte und vieles andere mehr, denn das Alter ist reichlich „mit andauernden, großen Übeln erfüllt."[159] Schlimmer noch als alle physischen Gebrechen jedoch seien der mit Vergeßlichkeit sich ankündigende „senile Schwachsinn"[160] und vor allem das aus dem Verlust von Angehörigen resultierende Leiden und, damit einhergehend, Vereinsamung und soziale Isolation:

> „Doch sind selbst Sinne und Verstand gesund, so muß man dennoch die eigenen Kinder begraben, den Scheiterhaufen der geliebten Gattin sehen, die Urne voll mit Asche von Brüdern und Schwestern. Das ist des Langlebigen Strafe, daß sein Haus von immer neuen Schicksalsschlägen getroffen wird, daß er unter vielen Trauerfällen, bei beständiger Leichenklage im schwarzen Gewande alt wird."[161]

In der Summe ergeben die hier faßbaren Negativa des Alters ein Bild, das geradezu paßgenau modernen psychosomatischen Befunden von selbstmordgefährdeten Risikogruppen entspricht, denn „die Kombination von Abhängigkeitserleben, Multimorbidität, Vereinsamung und fehlenden Perspektiven angesichts des zu Ende gehenden Lebens beziehungsweise zu erwartenden Todes kann sowohl zu akuten als auch zu chronischen suizidalen Krisen führen."[162]

158 Schmitz 2000, 106.

159 Iuv. sat. 10, 190f.: „sed quam continuis et quantis longa senectus plena malis!"

160 Ebenda 10, 232–236: „sed omni membrorum damno maior dementia, quae nec nomina servorum nec voltum agnoscit amici cum quo praeterita cenavit nocte, nec illos quos genuit, quos eduxit." „Doch schlimmer als jeder Schaden an den Gliedern ist der Schwachsinn, durch den er weder die Namen der Sklaven noch das Gesicht des Freundes erkennt, mit dem er in der vergangenen Nacht speiste, noch jene, die er zeugte, die er aufzog" (Übersetzung: J. Adamietz, 1993). Unzutreffend urteilen daher Schäfer/Karenberg 2005, 19: „Während die körperlichen Affekte im Alter schon in den frühesten Quellen ausführlich diskutiert wurden, geschah dies bei geistigen Veränderungen ... wesentlich seltener. Insbesondere erscheint geistiger Abbau nicht in einer der überlieferten Listen von Alterskrankheiten." Gegen diese Aussage spricht zusätzlich Isid. orig. 11, 2, 27: „senes enim per nimiam aetatem delirant."

161 Iuv. sat. 10, 240–245: „ut vigeant sensus animi, ducenda tamen sunt funera natorum, rogus aspiciendus amatae coniugis et fratris plenaeque sororibus urnae. haec data poena diu viventibus, ut renovata semper clade domus multis in luctibus inque perpetuo maerore et nigra veste senescant."

162 Ch. Reimer, Zum Verständnis des Suizids: Freiheit oder Krankheit?, in: Wolfslast/Schmidt 2005, 33. In ihrer medizingeschichtlichen Analyse der zehnten Satire Juvenals gelangen Moog/Schäfer 2007, 81, zu folgendem Ergebnis: „Iuvenals bizarres Beispiel ist demnach nicht nur als gekonnte lite-

Erneut sei betont, daß die Anhäufung und das Zusammenfallen der genannten Faktoren natürlich weder in der Antike noch in der Moderne zwangsläufig oder auch nur mit hoher Wahrscheinlichkeit in den Suizid münden müssen – aber die Möglichkeit besteht und bestand, und zumindest für die moderne Gegenwart verfügen wir über recht verläßliche entsprechende Zahlen.[163] Und so ist es zumindest bemerkenswert, daß die antiken Autoren bis weit in die Spätantike hinein medizinische Detailkenntnisse besaßen und tradierten und – über die schon bisher genannten Alterskrankheiten und Altersgebrechen hinaus – etwa auch Gicht, Arthritis, Herz- und Gefäßleiden sowie Schlaganfälle,[164] ferner Neigungen zum Alkoholmißbrauch und zur Schlaflosigkeit[165] als Charakteristika hohen Alters zu benennen vermochten. Es wurde sogar die Altersdemenz als besondere Form der geistigen Erkrankung (λήρησις) von „anderen Formen psychischer Alteriertheit"[166] (μανία) terminologisch unterschieden, wie wir dem Werk des Arztes Aretaios aus Kappadokien (1. Jahrhundert n. Chr.) entnehmen können.[167]

Ob es einen ursächlichen Zusammenhang gibt zwischen zunehmender geistiger Senilität und Selbstmordneigung, ist noch heutzutage umstritten und, da die Frühstadien einer dementiellen Erkrankung häufig mit depressivem Erleben einhergehen, auch nur sehr schwierig zu bestimmen.[168] Der Kirchenvater Hieronymus ist sich dieses Zusammenhanges im Falle von M. Valerius Messalla Corvinus, des Konsuls von 31 v. Chr., jedoch sicher:[169]

> „Messala Corvinus orator ante biennium quam moreretur ita memoriam ac sensum amisit, ut vix pauca verba coniungeret, et ad extremum ulcere sibi circa sacram spinam nato inedia se confecit anno aetatis LXXII."

In Briefen aus dem 2. Jahrhundert n. Chr. begegnet derselbe Kausalnexus zwischen Alter, Krankheiten und Tod(eswunsch). Von einschlägigen Bei-

---

rarische Fiktion anzusehen, sondern dürfte eine durchaus im Rahmen des Möglichen liegende und für viele direkt Betroffene traurige Realität widerspiegeln."

163 Siehe allgemein Wolfslast/Schmidt 2005.

164 Die zahlreichen Quellennachweise bietet Parkin 2003, 255f. 425f. mit den Anmerkungen 75–83.

165 Parkin 2003, 86. 426 Anm. 80.

166 Wöhrle, in: Herrmann-Otto 2004, 29.

167 Aret. 3, 6, 2 (p. 41 Hude): τῇδε τῇ μανίῃ οὐδέ τι ἴκελον ἡ λήρησις, γήραος ἡ ξυμφορή; vgl. Parkin 2003, 229.

168 Netz, Suizidalität im Alter, in: Wolfslast/Schmidt 2005, 84.

169 Hieron. chron. p. 170f. Helm: „Der Redner Messala Corvinus verlor zwei Jahre, bevor er starb, Gedächtnis und Verstand in solchem Maße, daß er kaum noch wenige Worte zu verbinden wußte, und als am Ende ihm ein Geschwür um das Kreuzbein herum entstand, da nahm er sich im 72. Jahr durch Hungern das Leben." Vgl. Parkin 2003, 229f. mit Anm. 115.

spielen aus dem Briefcorpus des jüngeren Plinius war bereits des öfteren die Rede und wird später noch ausführlicher die Rede sein.[170] Auch Fronto, Erzieher, Vertrauter und Korrespondenzpartner des jungen Marc Aurel (und seines Bruders Lucius Verus), läßt in seinen Altersbriefen (die er als „senex", als Mittsechziger, verfaßt) deutlich seinen Überdruß an einem zusehends von Verwandtenverlust und physischen Leiden gezeichneten Dasein erkennen. In einem Brief an den inzwischen zum Augustus avancierten Marc Aurel aus dem Jahr 165, geschrieben anläßlich des Todes seines geliebten Enkelsohnes, räsoniert er über den von vielen Menschen geradezu willkommen geheißenen Tod,[171] der Erlösung von Mühen und Qualen bringe:

> „et mors ipsa, quae omnibus luctuosa videtur, pausam laborum adfert et sollicitudinum et calamitatum miserrimisque corporis vinculis liberatos ad tranquilla nos et amoena et omnibus bonis referta animarumque conciliabula travehit."[172]

Noch aufschlußreicher ist ein weiterer Brief Frontos aus dem anschließenden Jahr 166 an Lucius Verus, der erfolgreich den Partherkrieg geführt hatte:

> „Quamquam me diu cum ista valetudine vivere iampridem pigeat taedeatque, tamen ubi te tanta gloria per virtutem parta reducem videro, neque in cassum vixero neque invitus quantum vitae dabitur vivam."[173]

Der von vielen, langwierigen Krankheiten gepeinigte Fronto bekennt sich mit diesen Worten zwar zum Weiterleben bis zu dem ihm gesetzten Ende, doch allein schon die Tatsache, daß Fronto dies explizit hervorhebt, verdient Beachtung und verrät seine Vertrautheit mit durchaus anderen Optionen.

Schließlich ist auch den christlichen Autoren der Spätantike eine Fülle genuin geriatrischer Informationen zu verdanken, denn die Kirchenväter schildern verschiedentlich „die körperlichen Alterssymptome, und das mit einer drastischen Eindringlichkeit, die vor allem bei Hieronymus den Körper in Fäulnis und Verfall zeichnet."[174] Eindrucksvoll ist seine lange Liste der „senectutis mala":

---

170 Plin. ep. 1, 12. 1, 22 und öfter. Siehe näheres unten S. 117f.

171 Fronto, De nepote amisso 4f.: „mors gratulanda potius est hominibus quam lamentanda."

172 Ebenda 5: „Und der Tod selbst, der allen betrauernswert erscheint, bringt Erholung von Mühen und Sorgen und Mißständen und bringt uns, befreit von den elendesten Fesselungen des Körpers, zu den ruhigen und heiteren, mit allen Vorzügen versehenen Versammlungen der Seelen hinüber."

173 Fronto, ep. ad Verum Imp. 3.

174 Dönni 1996, 65.

„crebrae infirmitates, pituita molestissima, quam Graecorum alii κόρυξαν, alii φλέγμα nuncupant, caligantes oculi, acescentes cibi, tremens interdum manus, nudi gingivis dentes, et inter cibos cadentes. Ad haec torminibus et aculeis stomachi, podagraeque et chiragrae doloribus saepe torquetur: ita ut ne stilum quidem aut calamum tenere queat; ut suis pedibus non possit incedere magnaque parte vitae videatur esse truncata, et multis membris praemortua."[175]

Altersgebrechen erhalten in christlich-heilsgeschichtlicher Sicht ihren höheren Sinn, indem sie den „beschwerlichen, aber goldenen Weg der Christusnachfolge"[176] weisen oder – gemäß den Worten des Ambrosius – die Tugend der Demut befördern:[177]

„Non mirabilis humilitas in senectute, quae effeta viribus, fracta debilitatibus, tristis doloribus, anhela suspiriis, cocta curarum aestibus et ipso vivendi maesta fastidio alacritatem est oblita iactantiae. Rara sane in iuvenibus est humilitas ideoque miranda."

Diese christliche Instrumentalisierung der Beschreibung von Altersleiden schmälert keinesfalls deren Informationswert, denn die Kirchenväter bezogen ihre Kenntnisse und Informationen erkennbar aus eigener Beobachtung und Wahrnehmung.

Letzteres mag auch für denjenigen Dichter gelten, der, an der Schwelle von der Spätantike zum Mittelalter lebend und dichtend, besonders eindringlich die negativen Seiten des Greisenalters herausstreicht, augenscheinlich ohne die tröstlichen Wirkungen höherer christlicher Sinnstiftung

---

175 Hieron. in Am. 2, praef. (CC 76, 255): „Zahlreich sind die Schwächen, sehr lästiger Schleim, den die einen Griechen ‚koryxa', die anderen ‚phlegma' nennen, versagende Augen, sauer werdende Speisesäfte, die bisweilen zitternde Hand, vom Zahnfleisch entblößte Zähne, die unter den Speisen herausfallen. Dazu kommen von Leibgrimmen und stechenden Schmerzen herrührende Magenbeschwerden, und oft wird (die „senectus" bzw. der alte Mensch) von Gichtschmerzen an Füßen und Händen gequält, so daß er nicht einmal einen Griffel oder ein Schreibrohr zu halten vermag und nicht auf seinen Füßen schreiten kann und von einem großen Teil des Lebens abgeschnitten zu sein scheint und an vielen Gliedern vor der Zeit abgestorben." Vgl. Dönni 1996, 151.

176 Dönni 1996, 68, mit Bezug auf den Leidensweg Christi als Vorstufe zum ‚wahren Sein'.

177 Ambros. In psalm. 118, serm. 18, 31 (CSEL 62,413): „Nicht erstaunlich ist die Demut im hohen Alter, welches kraftlos ist, durch Gebrechlichkeiten geschwächt, durch Schmerzen verdrießlich, keuchend von Atemlosigkeit, verdorrt vom Brennen der Sorgen, traurig vom Überdruß am Leben selbst, welches die Lust am Gerühmtwerden eingebüßt hat. Selten allerdings kommt Demut bei jungen Leuten vor und ist daher erstaunlich." Vgl. Dönni 1996, 69.

zu schätzen. Die Rede ist von den Elegien des Maximianus,[178] die, wohl im 6. Jahrhundert n. Chr. in Italien entstanden, als eine Art ‚Anticato de senectute' zu lesen sind.[179] Zentrales, immer neu intoniertes und variiertes Motiv aller seiner Elegien ist die Überzeugung, daß das hohe Alter als letzte Daseinsphase soviel an Pein, Leid und Widerwärtigem mit sich bringt, daß man den Tod herbeiwünschen müsse:

„Aemula quid cessas finem properare, senectus?
Cur et in hoc fesso corpore tarda quies?
Solve, precor, miseram tali de carcere vitam!
Mors est iam requies, vivere poena mihi.
Non sum quod fueram, periit pars maxima nostri,
hoc quoque quod superest languor et horror habet.
Lux gravis in luctu, rebus gratissima laetis
quodque omni peius funere velle mori."

„Warum zögerst du, Alter, neidisch den Schluß zu beschleunigen?
Warum ist die ewige Ruh auch in diesem müden Körper spät?
Bitte, lös dieses elende Leben aus so einem Gefängnis:
Der Tod bedeutet mir jetzt Ruhe, das Leben eine Strafe.
Ich bin nicht, was ich war: Der größte Teil von mir ist vergangen,
und was noch ist, wird von Krankheit und Angst beherrscht.
Das Leben ist in Trauer schwer, in heiteren Umständen sehr lieblich,
aber was schlimmer ist als jeder Tod, ist der Wunsch zu sterben."[180]

Das hohe Alter wird als belastend („gravis") und nutzlos („inutilis") gebrandmarkt,[181] die „dura condicio vitae" lasse die Aussicht, zu sterben, als geradezu süß erscheinen („dulce mori miseris"). Hellsichtig und schonungslos offenbart der Elegiker sein umfassendes geriatrisches Wissen im modernen, umfassenden Sinne, das heißt unter Einschluß der Wirkungen von sozialer Demütigung und depressiver Selbsterkenntnis, denen der Alte sich nicht verschließen könne und unter denen er leide: Vergeßlichkeit,

178 Lateinisch und deutsch (weitgehend) im folgenden zitiert nach Chr. Sandquist Öberg, Versus Maximiani, Stockholm 1999. Zur Frage, wer Maximianus war, siehe zuletzt ebenda, 11–45. Unklar bleibt, ob Maximian Heide oder Christ war (wenn auch ersteres wahrscheinlich ist); plausibel ist nach Sandquist Öberg, daß der Elegiker und die Hauptperson seiner Elegien nicht miteinander identisch sind und daß diese „versus Maximiani" als elegische Schmähschrift auf das Alter zu begreifen sind. Siehe dazu zuletzt auch J. Meyers, La figure du vieillard dans les Élégies de Maximien: autobiographie ou fiction?, in: Bakhouche 2003, 697–715, der in den Elegien Maximians „un jeu complexe et érudit d'intertextualité avec l'élégie classique" sieht und vor einer eindimensionalen, wirklichkeitsbezogenen Lektüre warnt.

179 P. Pinotti, Gli elegiaci, in: Mattioli 1995/2007, Bd. II, 1995, 177; Brandt 2002, 241ff.

180 Maxim. I, 1–8.

181 Maxim. I, 111–115.

Häßlichkeit, Sehschwäche, Appetitlosigkeit, wachsende Gleichgültigkeit gegenüber Schönheit und Genuß, Schlaflosigkeit, Vereinsamung, das schändliche Erleben, verspottet zu werden, Buckligkeit, Atemnot und chronischer Husten[182] verdichten sich zu einem Schreckenskatalog, der nur den Schluß zulasse, es sei besser, tatsächlich zu sterben, als im Tode zu leben: „Morte mori melius quam vitam ducere mortis." [183] Ob es sich bei diesen Invektiven gegen das trostlose und schwachsinnige Alter[184] „um die selbst erlebten Leiden eines alten Mannes handelt" oder nicht eher um „eine subtile Schmähschrift in elegischer Form, ein Spottgedicht, das in mancher Hinsicht unter parodistischen Vorzeichen durchgeführt worden ist",[185] mag dahingestellt bleiben und spielt für unsere Fragen und Erkenntnisinteressen auch keine dominierende Rolle. Aufschlußreich und hervorzuheben ist hier allein, daß auch noch am Ende der (nun christlichen) Antike die Junktur ‚Alter-Leiden-Todeswunsch' als etablierte Gedankenfigur belegt ist, die mit geradezu diagnostischer Schärfe und geriatrischen Detailbeobachtungen ausgeführt wird. Die maximianeischen Elegien bieten somit eine Art poetisch stilisierter Anthropologie des Alters, die in ihrer Grundaussage der knappen, prosaischen Einschätzung des älteren Plinius entspricht, der zufolge die Jahre des Greisenalters nichts anderes sind als eine Strafe für den Lebenden („poena vivacis"): „tot periculorum genera, tot morbi, tot metus, tot curae, totiens invocata morte, ut nullum frequentius sit votum." [186] Was lag für derart gepeinigte alte Menschen da näher, als dem immer häufiger empfundenen Todeswunsch nachzugeben und über ein selbst herbeigeführtes oder beschleunigtes Lebensende nachzudenken?

182 Maxim. I, 117–245.
183 Maxim. I, 265.
184 Maxim. IV, 3.
185 So Sandquist Öberg (oben Anm. 178) 45.
186 Plin. n. h. 7, 167: „so viele Arten der Gefahren, so viele Krankheiten, so viele Ängste, so viele Sorgen, so oft der Ruf nach dem Tode, so daß kein Wunsch häufiger ist."

3. GRIECHISCHE ÜBERLEGUNGEN ZU ALTER, KRANKHEIT UND SUIZID

Die leitende Problemstellung dieses Kapitels besteht vor allem in der Frage, ob es in den aus der Antike erhaltenen Texten und Zeugnissen griechischer Philosophie, Literatur, Fachschriftstellerei und griechischen Alltagslebens Hinweise darauf gibt, daß der Alterssuizid als gesondertes Phänomen bekannt gewesen und reflektiert worden ist. Es geht hier folglich nicht um eine ohnehin überflüssige, da vor einigen Jahren bereits vorgelegte Gesamtdarstellung des Suizids (auch) bei den Griechen,[187] sondern allein um das, was bisher noch nicht geleistet worden ist, nämlich die gezielte Analyse des verfügbaren Quellenmaterials mit Blick auf den Alterssuizid. Zusätzlich beschnitten wird die leider ohnehin schmale Materialbasis durch die notwendige, aber in der Regel nicht berücksichtigte Differenzierung zwischen erkennbar altersbedingter Selbsttötung und dem zweifellos nicht altersinduzierten Suizid alter Menschen. So war zwar der berühmte attische Redner und Politiker Demosthenes bereits 62 Jahre alt, als er sich im Oktober 322 v. Chr. das Leben nahm. Dennoch gehört sein Fall nicht in den Kontext des Alterssuizids, denn Demosthenes schied nicht etwa wegen unerträglicher Altersleiden, aus Lebensüberdruß oder wegen sozialer Vereinsamung aus dem Leben, sondern allein deshalb, weil der in Athen zum Tode verurteilte, politisch noch hoch engagierte und offenbar überaus vitale Mann von den Häschern des Antipatros auf der Insel Kalauria aufgespürt worden war.[188] Und natürlich war auch der Griff des alten Sokrates zum Schierlingsbecher – um hier von der Frage abzusehen, ob diese von den Athenern erzwungene Handlung überhaupt als suizidale Tat gelten kann[189] – kein auf sein hohes Alter zurückzuführender Akt.

Konsultiert man unter diesen Prämissen die einschlägigen neueren Arbeiten, so fällt das Ergebnis auf den ersten Blick enttäuschend aus. In E. P. Garrisons vorzüglichem Aufsatz über „Attitudes towards suicide in Ancient

187 Siehe nur van Hooff 1990.

188 G. A. Lehmann, Demosthenes von Athen. Ein Leben für die Freiheit, München 2004, 16f.; Hirzel 1908/1967, 15.

189 Dazu siehe nur R. G. Frey, Did Socrates commit suicide?, in: M. Pabst Bettin/D. J. Mayo (Hrsgg.), Suicide: The Philosophical Issues, London 1980, 35–38.

Greece“[190] gibt es keinen eigenen Abschnitt über den ‚normalen‘, unspektakulären Alterssuizid. Aber Garrison kann immerhin überzeugend darlegen, daß es trotz vereinzelter, anderslautender Hinweise in den antiken Quellen[191] insgesamt keine überzeugende Evidenz für eine generelle (grab-)rechtliche Sanktionierung oder soziale Ächtung von Selbstmördern bei den Griechen gegeben hat.[192] Ferner weist die Prominenz des Selbstmordmotivs in den griechischen Tragödien laut Garrison auf eine hohe Aktualität dieses Themas bei den Griechen, freilich primär unter den Gesichtspunkten von Ehre und Scham[193] – der ‚unheroische‘ Alterssuizid war nicht tragödienfähig. Garrisons Beobachtungen treffen sich mit der eingehenden ‚suizidologischen‘ Analyse des sophokleischen „Aias“, die vor Jahren B. Seidensticker vorgelegt hat.[194] Das Motiv des Selbstmordes erscheint demnach in den sophokleischen Tragödien vor allem als Ausweis von Größe und heldenhafter Kompromißlosigkeit,[195] und unter diesen und vergleichbaren Vorzeichen (Ehrenrettung aus Schmach oder erlittener Schande etc.) begegnet das Thema des Selbstmordes bereits seit den homerischen Epen als nicht negativ konnotierter Bestandteil der Handlungsoptionen epischer und tragischer Heldinnen und Helden.[196] Der altersinduzierte Suizid ist dabei, soweit die erhaltenen Texte erkennen lassen, in der frühen griechischen Literatur nicht gesondert thematisiert worden, mit Ausnahme des in der Lyrik immer wieder intonierten Todeswunsches angesichts eines als lebensunwert empfundenen Greisenalters.[197]

---

190 Garrison 1991.

191 Siehe vor allem Lys. 12, 96; Aischin. contra Ktes. 244; Dion. Chrysos. 64, 3; Zenob. 6, 17.

192 Garrison 1991, 12. Neuerdings hat A. Murray (Murray 1998/2000, Bd. 2, 504ff.) den sehr energischen, aber leider auf unzulängliche Materialbasis (und überdies ohne Kenntnis des Aufsatzes von Garrison) gestützten Versuch unternommen, eine generelle sepulkralrechtliche Ächtung des Selbstmordes bei den Griechen (und Römern) und insgesamt sogar „the existence at one level of Mediterranean culture, in all periods, of at least a memory of anti-suicide burial ritual“ (526) nachzuweisen. Dabei geht er weder auf die öffentlich geehrten, durch Freitod aus dem Leben geschiedenen Philosophen (unten S. 60ff.) noch etwa auf die offizielle Belobigung des Selbstmörders Zenon durch ein athenisches Dekret ein (unten S. 67f.).

193 Garrison 1991, 20ff.

194 Seidensticker 1982; näheres siehe unten S. 58f.

195 Seidensticker 1982, 143.

196 Belegstellen zum Beispiel bei Hirzel 1908/1967, 2f. und Seidensticker 1982, 106 mit Anm. 3.

197 Siehe oben S. 14f. mit den einschlägigen Stellen; zum Selbstmord aus Lebensüberdruß, der allerdings im hohen Alter besonders ausgeprägt auftreten kann, siehe immerhin noch Eurip. Hercules fur. 1347f.

Möglicherweise haben sich erstmals die Pythagoräer systematisch mit dem Suizidproblem befaßt. Sokrates jedenfalls beruft sich im (gleich noch näher zu behandelnden) platonischen „Phaidon" auf den pythagoräischen Philosophen Philolaos (ca. 470 bis nach 399 v. Chr.) und dessen Ausführungen zum Selbstmord, doch ist die Authentizität der Philolaos-Zitate umstritten.[198] Unklar sind auch die Lebensdaten und Lehrsätze des ebenfalls den Pythagoräern zuzurechnenden (und wohl erst ins 4. Jahrhundert v. Chr. gehörenden) Euxitheos,[199] der laut Karneios (bei Athenaios) gelehrt habe, daß die Seele, im Körper gefangen, nach göttlichem Gebot nicht eigenmächtig dieses Gefängnis verlassen dürfe, und, so angeblich Euxitheos weiter: „Deshalb verhalten sich nun alle gehorsam gegenüber der Androhung der Überirdischen und schrecken vor einer freiwilligen Beendigung des Lebens zurück; sie überlassen sich nur im hohen Alter gern dem Tod in der Überzeugung, daß dann ihre Seele mit Zustimmung der Überirdischen erlöst werde."[200] Daraus geht gemäß Geiger klar hervor, „einzig und allein im Greisenalter dürfe man aus diesem Leben eigenmächtig scheiden."[201]

Nach den Pythagoräern scheint erst in der platonischen und nachplatonischen Philosophie die Frage, ob und unter welchen Bedingungen der aus Altersgründen vollzogene Selbstmord als legitimes Verhalten zu akzeptieren sei, wieder Gegenstand gründlicher Reflexionen geworden zu sein. Der geradezu klassische, stets aufs neue analysierte und traktierte Text zur Selbstmordproblematik[202] ist der platonische Dialog „Phaidon", in wel-

---

198 Chr. Riedweg, s. v. Philolaos (2), in: Der Neue Pauly 9, 2000, 834f.

199 E. Wellmann, s. v. Euxitheos (5), RE VI, 1909, 1539.

200 Athen. Deipnosophist. IV 157 c–d: Εὐξίθεος ὁ Πυθαγορικός ..., ὥς φησι Κλέαρχος ὁ περιπατητικὸς ἐν δευτέρῳ βίων, ἔλεγεν ἐνδεδέσθαι τῷ σώματι καὶ τῷ δεῦρο βίῳ τὰς ἁπάντων ψυχὰς τιμωρίας χάριν, καὶ διείπασθαι τὸν θεὸν ὡς εἰ μὴ μενοῦσιν ἐπὶ τούτοις, ἕως ἂν ἑκὼν αὐτοὺς λύσῃ, πλείοσι καὶ μείζοσιν ἐμπεσοῦνται τότε λύμαις. διὸ πάντας εὐλαβουμένους τὴν τῶν κυρίων ἀνάτασιν φοβεῖσθαι τοῦ ζῆν ἑκόντας ἐκβῆναι μόνον τε τὸν ἐν τῷ γήρᾳ θάνατον ἀσπασίως προσίεσθαι, πεπεισμένους τὴν ἀπόλυσιν τῆς ψυχῆς μετὰ τῆς τῶν κυρίων γίγνεσθαι γνώμης.

201 Geiger 1888, 5f. Wenn bei Athenaios (ebd.) der Gesprächspartner im folgenden äußert, es sei beneidenswert, „daß ihr nicht eines von drei Übeln in Anspruch nehmt" (ὑμῖν δὲ φθόνος οὐδὲ εἷς ἑλέσθαι ἕν τι τῶν τριῶν ἔχειν κακῶν), so ist damit möglicherweise gemeint, daß der Selbstmord nicht auf eine der drei gängigen Arten (Schwert, Schlinge, Sturz aus großer Höhe) herbeigeführt werde (so Th. Nothen in seinem Kommentar ad loc. in der Übersetzung: Athenaios, Das Gelehrtenmahl, Stuttgart 1998, 543).

202 Siehe zuletzt nur Cooper 1999, 520ff.; J. Warren, Socratic Suicide, JHS 121, 2001, 91–106; M. Miles, Plato on Suicide (‚Phaedo' 60c–63c), Phoenix 55,

chem Sokrates seinen Gesprächspartnern zwar einerseits verdeutlicht, daß „diejenigen, die sich auf rechte Weise mit der Philosophie befassen, unbemerkt von den anderen um nichts anderes bemüht zu sein scheinen als darum, zu sterben und tot zu sein,“ [203] denn der Tod sei „– jedenfalls für den Philosophen – die endgültige Lösung von Seele und Leib, der Vorgang, bei dem die Seele völlig ihrer Gebundenheit an den Körper und an seine Bedürfnisse und Leidenschaften entledigt wird.“ [204] Doch den daher naheliegend erscheinenden Schluß, der Selbstmord müsse dann doch legitim und geradezu ein willkommener Weg zum früheren Erreichen eines gewünschten Zieles sein, verwirft Sokrates und erklärt, es sei nicht recht, sich Gewalt anzutun, denn es sei doch so, „daß die Götter unsere Hüter und wir Menschen eine von den Herden der Götter sind …“; [205] daher „wäre es also wohl nicht unvernünftig, daß man nicht eher sich selbst töten dürfe, bis der Gott irgend eine Notwendigkeit dazu verfügt hat wie die jetzt uns gewordene.“ [206] Überdies befänden wir Menschen uns in unserem Körper in Gewahrsam, dessen wir uns nicht einfach entledigen könnten.[207] Eine Selbsttötung im hohen Alter, um einem als unerträglich erscheinenden Leben zu entkommen, ist nach dieser Argumentation gar kein diskussionswürdiger Gegenstand und jedenfalls nicht zu billigen. In den platonischen „Nomoi“ hingegen fällt die Ablehnung des Selbstmordes weit weniger kategorisch aus. In einer Art Vorrede zu seiner Diskussion des Strafrechts

---

2001, 244–258; F. C. White, Socrates, Philosophy and Death: Two contrasting arguments in Plato's ‚Phaedo', CQ 56, 2006, 445–458.

203 Plat. Phaid. 64 a 4–9: Κινδυνεύουσι γὰρ ὅσοι τυγχάνουσιν ὀρθῶς ἁπτόμενοι φιλοσοφίας λεληθέναι τοὺς ἄλλους, ὅτι οὐδὲν ἄλλο αὐτοὶ ἐπιτηδεύουσιν ἢ ἀποθνῄσκειν τε καὶ τεθνάναι. (Griechisch-Deutsch hier wie im folgenden nach: Platon. Werke in acht Bänden, hrsg. von G. Eigler, deutsche Übersetzung nach F. Schleiermacher, Bd. 3, Darmstadt 1990).

204 So Thiel 2001, 21.

205 Plat. Phaid. 62, b 7–8: θεοὺς εἶναι ἡμῶν τοὺς ἐπιμελουμένους καὶ ἡμᾶς τοὺς ἀνθρώπους ἓν τῶν κτημάτων τοῖς θεοῖς εἶναι.

206 Plat. Phaid. 62, c 4–6: τοίνυν ταύτῃ οὐκ ἄλογον μὴ πρότερον αὑτὸν ἀποκτιννύναι δεῖν, πρὶν ἀνάγκην τινὰ θεὸς ἐπιπέμψῃ, ὥσπερ καὶ τὴν νῦν ἡμῖν παροῦσαν.

207 Plat. Phaid. 62 b 2–5. Cooper 1999, 522f. vertritt die Auffassung, Sokrates referiere hier primär die pythagoräische Ablehnung des Suizids, ohne sie sich tatsächlich zu eigen zu machen: „He does not definitely commit himself to accepting the bars, even when defended in this plausible and attractive way.“ (523). Zwar ist festzuhalten, daß Sokrates die pythagoräische Position in der Tat als „gewichtig“ (μέγας: 62 b 5) und „nicht unvernünftig“ (οὐκ ἄλογον: 62 c 4–5) qualifiziert und sie nachdrücklich vertritt. Dennoch warnt auch Th. Ebert davor, diese Haltung ohne weiteres als die von Sokrates oder gar von Platon selbst vertretene anzusehen: Th. Ebert, Platon, Phaidon. Übersetzung und Kommentar (Platon, Werke. Übersetzung und Kommentar, hrsg. von E. Heitsch und C. W. Müller. I 4), Göttingen 2004, 120f.

empfiehlt der Athener bei erkennbar irreversiblem charakterlichem und moralischem Verfall den Ausweg des Selbstmordes: „Den Umgang mit Schlechten aber fliehe, ohne dich umzuwenden! Und wenn du das tust und deine Krankheit läßt nach, dann wohl dir! Wenn aber nicht, so betrachte den Tod für schöner und scheide aus dem Leben.“[208] Und in einem gesonderten Abschnitt über den Selbstmord wird allein derjenige Selbstmörder der Verurteilung würdig erachtet, der „aus Schlaffheit und unmännlicher Feigheit“ (ἀργίᾳ δὲ καὶ ἀνανδρίας δειλίᾳ) seine Tat verübt habe,[209] „ohne daß es der Staat durch einen Richtspruch angeordnet hat und ohne daß er durch ein über die Maßen qualvolles unentrinnbares Unglück, das ihn ereilte, dazu gezwungen ist und auch ohne daß er von einer ausweglosen Schmach bedrückt wird, die ihm das Leben verleidet.“[210] Drei hinreichende Begründungen für das Vollziehen der Selbsttötung werden also hier in den platonischen „Gesetzen“ formuliert: 1. die richterliche Verurteilung (hierhin gehörte der Fall des Sokrates), 2. „ein über die Maßen qualvolles unentrinnbares Unglück“ und 3. eine „ausweglose Schmach“. Leider unterbleiben weitere Erläuterungen, so daß vor allem auch die hier besonders interessierende zweite Rechtfertigung in ihrer genauen Ausprägung undeutlich bleibt – was kann damit gemeint sein? Denkbar wäre eine schwere Depression infolge eines tragischen Verlustes (in) der Familie[211] oder auch die Nachricht einer todbringenden Erkrankung; da mit beidem gerade auch im fortgeschrittenen Alter gerechnet werden konnte und mußte, wäre demnach der solcherart motivierte Alterssuizid nach den platonischen Kategorien möglicherweise hinnehmbar gewesen. Auf jeden Fall sieht dies der neuplatonische Platon-Kommentator Olympiodoros am Ausgang der Spätantike so. Denn in seinen Bemerkungen zum „Phaidon“ ist zu lesen: εἰ αὐτὸς ὁ Πλάτων φησὶν ὅτι ἐξάγειν ἑαυτὸν ἐπιτρέπει καὶ τῷ σπουδαίῳ καὶ τῷ μέσῳ καὶ τῷ πολλῷ καὶ φαύλῳ ἀνθρώπῳ.[212] Anschließend führt Olympiodoros aus, Platon erlaube der ‚mittleren Gruppe‘

---

208 Plat. nom. (Griechisch-Deutsch nach: Platon. Werke in acht Bänden, hrsg. von G. Eigler, deutsche Übersetzung von K. Schöpsdau und H. Müller, Bd. 8/1–2, Darmstadt 1990) 854 c 3–5: τὰς δὲ τῶν κακῶν συνουσίας φεῦγε ἀμεταστρεπτί. Καὶ ἐὰν μέν σοι δρῶντι ταῦτα λωφᾷ τι τὸ νόσημα· εἰ δὲ μή, καλλίω θάνατον σκεψάμενος ἀπαλλάττου τοῦ βίου.

209 Plat. nom. 873 c 7.

210 Plat. nom. 873 c 5–7: μήτε πόλεως ταξάσης δίκῃ, μήτε περιωδύνῳ ἀφύκτῳ προσπεσούσῃ τύχῃ ἀναγκασθείς, μηδὲ αἰσχύνης τινὸς ἀπόρου καὶ ἀβίου μεταλαχών.

211 So etwa Cooper 1999, 525.

212 Olympiod. in Phaid. I 8 (L. G. Westerink, The Greek Commentaries on Plato’s Phaedo. I, Amsterdam 1976, 49): „Platon selbst sagt, daß es erlaubt sei, sich das Leben zu nehmen, und zwar dem ehrenhaften Mann, einem aus der mittleren Gruppe und dem gemeinen, ungebildeten Mann.“

den Suizid dann, wenn jemand an einer langwierigen und unheilbaren Krankheit leide, denn er sei somit nutzlos für die Polis: τῷ μέσῳ ... λέγων [ὁ Πλάτων] ὅτι δεῖ τὸν νόσῳ ἀνιάτῳ καὶ μακρᾷ κατεχόμενον ἐξάγειν ἑαυτὸν ὡς ἄχρηστον ὄντα τῇ πόλει.[213]

Während Aristoteles, der in seinem umfangreichen Werk kaum einmal näher auf den Selbstmord eingeht, eindeutig und kompromißlos gegen diesen Position bezieht, da er nicht nur Ausdruck von Feigheit sei, sondern überdies die rechte Vernunft verletze und zudem die Gemeinschaft der Polis schädige, da ihr ein zu aktiver Mitwirkung verpflichtetes Mitglied entzogen werde,[214] gewinnt das Thema unter den Kynikern, Epikureern und Stoikern erheblich an Prominenz. In diese Phase nachplatonischer Philosophie gehört auch ein Text, der sich als platonischer Dialog ausgibt, aber Kenntnis epikureischen, stoischen und kynischen Gedankengutes verrät und dem wir uns zunächst zuwenden wollen. Es ist der pseudoplatonische „Axiochos", dessen Autor anonym und dessen Datierung unsicher bleibt; vielleicht gehört er noch ins 3. Jahrhundert v. Chr:[215] Kleinias, Sohn des Axiochos, bittet Sokrates, zu seinem alten, kranken und von Todesfurcht gepeinigten Vater zu kommen, um ihm Trost zu spenden. Auf Sokrates' erste Einlassung, es sei doch bekannt, daß qua natura das menschliche Leben nichts anderes sei als ein nur temporärer irdischer Aufenthalt, antwortet Axiochos, dies möge zwar so sein, aber alle klugen Reden verblaßten vor der schrecklichen Realität der Todesfurcht und der Angst, irgendwo auf erbärmliche Weise zu verwesen. Daraufhin greift Sokrates auf die (schon im „Phaidon" explizierte) Vorstellung zurück, der Tod bedeute nur die Befreiung der Seele von nutzlosem physischen Ballast. Axiochos stellt daraufhin – wie Kebes im „Phaidon" – die naheliegende ‚Suizidfrage': κακὸν οὖν, ὦ Σώκρατες, ἡγούμενος τὸ ζῆν πῶς ἐν αὐτῷ μένεις;[216] Anders als im „Phaidon" reagiert Sokrates nun nicht mit einer Erörterung des Selbstmordes, sondern weicht auf die pessimistische Lebensauffassung des Sophisten Prodikos von Keos aus, nach welchem das Greisenalter die elendeste aller Lebensphasen sei, denn den einen nähme es

213 Zu Olympiodoros allgemein siehe L. Brisson, s. v. Olympiodoros (4), Der Neue Pauly 8, 2000, 1187–1188, zu Olympiodor und dem Suizid im besonderen: Hofmann 2007, 38ff., die allerdings ausgerechnet diesen wichtigen Passus Olympiodors, in welchem es um die unheilbare Krankheit geht, unberücksichtigt läßt.

214 Aristot. Nic. Eth. 1138 a 5–14; vgl. Cooper 1999, 526–531.

215 Siehe die mit englischer Übersetzung und Kommentar versehene Ausgabe von J. Hershbell, Pseudo-Plato, Axiochos, Oxford 1981, und zuletzt T. O'Keefe, Socrates' Therapeutic Use of Inconsistency in the ‚Axiochus', Phronesis 51, 2006, 388–407.

216 Ps. Plat. Axioch. 366 B: „Wenn du also, Sokrates, das Leben für ein Übel hältst, wie kannst du da in ihm verbleiben?"

das Augenlicht, den anderen das Hörvermögen (manchen auch beides), Lähmung und Gliederverlust kämen hinzu. Den eigentlich sich geradezu aufdrängenden Schluß, ein derartiges Leben möglichst schnell loswerden zu wollen, zieht Sokrates im „Axiochos" jedoch nicht, sondern er argumentiert nun ganz epikureisch: Der Tod könne den Menschen gar nichts angehen; denn solange man lebe, sei der Tod nicht existent, sei der Tod aber da, existiere man nicht mehr:

> Ὅτι περὶ μὲν τοὺς ζῶντας οὐκ ἔστιν, οἱ δὲ ἀποθανόντες οὐκ εἰσίν. Ὥστε οὔτε περὶ σὲ νῦν ἐστίν οὐ γὰρ τέθνηκας οὔτε ἔι τι πάθοις, ἔσται περὶ σέ σὺ γὰρ οὐκ ἔσῃ.[217]

Am Ende überzeugt Sokrates den lange widerstrebenden Axiochos doch von der Ansicht, daß der Tod nichts anderes bedeute als Unsterblichkeit und Freiheit der Seele, und so erklärt der argumentativ erquickte und zu neuer Lebenskraft findende Axiochos am Ende des Dialogs fast frohgemut, er verachte das Leben nun, liebe den Tod – und freue sich auf weitere philosophische Belehrung.

Diese ‚finale' Haltung des kranken, Schmerzen erleidenden Axiochos ist weit eher stoisch als epikureisch geprägt, denn für (den seit 307/06 v. Chr. in Athen lehrenden) Epikur als Hedonisten stellte ein genußreiches und freudvolles irdisches Dasein das höchste Gut dar, Schmerz und Pein hingegen die größten Übel.[218] Freilich führen manche Genüsse auch zu großen Schmerzen, und das Ertragen von Schmerzen kann auf lange Sicht auch wiederum Quellen neuer Genüsse erschließen, und so besteht denn ein Hauptziel Epikurs darin, seine Hörer und Leser zur richtigen Balance zwischen den zu wählenden Genüssen und hinzunehmenden Übeln zu befähigen, um in der Summe die individuell maximal mögliche Lebensfreude zu ermöglichen. Ein Haupthindernis für ein glückliches Leben stellt in epikureischer Sicht die Furcht vor dem Tode dar, doch nicht weniger verfehlt sei der von vielen (οἱ πολλοί) verspürte Wunsch nach dem Tod als „Erholung von allen Übeln" (ἀνάπαυσις τῶν κακῶν).[219] Derartige Haltungen (und damit gewiß auch derart motivierte Selbsttötungen) quali-

---

217 Ps. Plat. Axioch. 369 B–C; vgl. Epicur. ad Menoec. 125: τὸ φρικωδέστατον οὖν τῶν κακῶν ὁ θάνατος οὐθὲν πρὸς ἡμᾶς, ἐπειδήπερ ὅταν μὲν ἡμεῖς ὦμεν, ὁ θάνατος οὐ πάρεστιν, ὅταν δὲ ὁ θάνατος παρῇ, τόθ' ἡμεῖς οὐκ ἐσμέν. οὔτε οὖν πρὸς τοὺς ζῶντάς ἐστιν οὔτε πρὸς τοὺς τετελευτηκότας, ἐπειδήπερ περὶ οὓς μὲν οὐκ ἔστιν, οἳ δ' οὐκέτ' εἰσίν. („Das furchterregendste aller Übel, der Tod, betrifft uns gar nicht; wenn wir da sind, ist der Tod nicht da; wenn der Tod da ist, sind wir nicht da. Er betrifft also weder die Lebenden noch die Gestorbenen, da er ja für die einen nicht da ist, die anderen aber nicht mehr für ihn da sind").

218 Englert 1994, 88ff.; ausführlicher jetzt Warren 2004.

219 Epicur. ad Menoec. 125–126.

fiziert Epikur als töricht und trifft sich in dieser Einschätzung mit den Stoikern: „Was ist so lächerlich, wie zu wünschen den Tod, obwohl du das Leben dir ruhelos gemacht hast durch die Furcht vor dem Tode?“[220] Dennoch lehnt Epikur den Suizid nicht kategorisch ab, denn – dies ergibt sich auch zwingend aus dem Grundgedanken seiner Lehre – „there is at least one plausible reason for committing suicide: to escape intense pain.“[221] In diesem Sinne versteht auch Torquatus, der Vertreter der epikureischen Lehre in Ciceros „De finibus bonorum et malorum“, seinen Meister: „Ein starker und überlegener Geist ist frei von jeder Sorge und Angst; er verachtet den Tod, weil die Toten in genau demselben Falle sind wie die noch nicht Geborenen, und er tritt den Schmerzen entgegen in der Gewißheit, daß die heftigsten Schmerzen mit dem Tode endigen, geringe Schmerzen jedoch lange Pausen der Ruhe gewähren, mittlere Schmerzen endlich so in unserer Gewalt sind, daß wir sie aushalten, wenn sie erträglich sind, und wenn sie dies nicht sind, daß wir dann gleichmütig das Leben verlassen, wenn es uns nicht mehr gefällt, so wie wir das Theater zu verlassen pflegen.“[222]

Und Seneca kennt diese epikureische ultima ratio ebenfalls: „Was nämlich ist leuchtender als dieses Wort, das ich dem Brief übergebe, es dir zu bringen? ‚Schlimm ist es, in der Not zu leben: aber in der Not zu leben, gibt es keine Notwendigkeit.‘ Warum sollte es keine geben? Offen sind überall Wege zur Freiheit, viele kurze, leichte. Danken wir dem Gott, daß niemand im Leben festgehalten werden kann: zu Boden zu treten eben die Notwendigkeiten ist möglich.“[223]

Konnte ein alter, von unerträglichen Schmerzen gequälter Mensch in seinem möglicherweise drängenden Wunsch, seinem Leben ein vorzeitiges Ende zu bereiten, also selbst bei den Epikureern auf Verständnis rechnen und dort sogar Legitimation für sein Denken und potentielles Tun beziehen, so wären seine eigentlichen Ansprechpartner dennoch weit eher die

220 Sen. ep. 24, 23: „Item alio loco dicit (sc. Epicurus): ‚Quid tam ridiculum quam adpetere mortem, cum vitam inquietam tibi feceris metu mortis?‘“

221 Englert 1994, 91.

222 Cic. de fin. I 49: „robustus animus et excelsus omni est liber cura et angore, cum et mortem contemnit, qua qui affecti sunt in eadem causa sunt qua ante quam nati, et ad dolores ita paratus est ut meminerit maximos morte finiri, parvos multa habere intervalla requietis, mediocrium nos esse dominos, ut, si tolerabiles sint, feramus, si minus, animo aequo e vita, cum ea non placeat, tamquam e theatro exeamus.“

223 Sen. ep. 12, 10f.: „Quid enim hac voce praeclarius, quam illi trado ad te perferendam? ‚Malum est in necessitate vivere: sed in necessitate vivere necessitas nulla est.‘ Quidni nulla sit? Patent undique ad libertatem viae multae breves, faciles. Agamus deo gratias, quod nemo in vita teneri potest: calcare ipsas necessitates licet.“

Anhänger und Vertreter der stoischen Philosophie gewesen.[224] Diese nämlich vertraten „eine Philosophie der Diesseitigkeit",[225] die darauf abzielte, ein möglichst der Natur entsprechendes, das heißt vernunftgemäßes Leben zu führen,[226] dessen höchster Wert in der ἀρετή bestand, während das größte Übel die κακία bildeten.[227] Alles, was nicht zu den ἀγαθά oder zu den κακά gehörte,[228] klassifizierten die Stoiker als ἀδιάφορα, darunter ‚bevorzugte' (προηγμένα) wie Leben, Gesundheit, Wohlstand, Ansehen und anderes, und ‚nicht bevorzugte' (ἀποπροηγμένα) wie Tod, Krankheit, Schmerzen, Armut und ähnliches.[229] Für jedes vernünftige Individuum nun, dem ein naturgemäßes Leben nicht mehr möglich war, hielten die Stoiker den Königsweg der εὔλογος ἐξαγωγή bereit: „Wenn gute Gründe vorliegen, könne der Weise aus dem Leben scheiden, etwa um des Vaterlandes oder der Freunde willen oder wegen allzu heftiger Schmerzen bei Verletzung bzw. unheilbarer Krankheit."[230] Hier ist natürlich besonders

224 Englert 1994, 69ff.

225 Baltes, Todesproblematik (o. Anm. 31) 123.

226 Diog. Laert. VII 87: Διόπερ πρῶτος ὁ Ζήνων ἐν τῷ Περὶ ἀνθρώπου φύσεως τέλος εἶπε τὸ ὁμολογουμένως τῇ φύσει ζῆν· ὅπερ ἐστὶ κατ' ἀρετὴν ζῆν· ἄγει γὰρ πρὸς ταύτην ἡμᾶς ἡ φύσις. Ὁμοίως δὲ καὶ Κλεάνθης ἐν τῷ Περὶ ἡδονῆς καὶ Ποσειδώνιος καὶ Ἑκάτων ἐν τοῖς Περὶ τελῶν. Πάλιν δ' ἴσον ἐστὶ τὸ κατ' ἀρετὴν ζῆν τῷ κατ' ἐμπειρίαν τῶν φύσει συμβαινόντων ζῆν, ὥς φησι Χρύσιππος ἐν τῷ πρώτῳ Περὶ τελῶν. „Deshalb bestimmte Zenon in ‚Über die Natur des Menschen' als erster das logoskonforme, d. h. naturgemäße Leben als höchstes Ziel, das dem tugendgemäßen Leben gleicht, zu dem uns die Natur antreibt. Und so auch Kleanthes (‚Über Lust'), Poseidonios und Hekaton in ‚Über höchste Ziele'. Weiter ist nach Chrysipp in ‚Über höchste Ziele 1' das tugendgemäße Leben auch das an den Erfahrungen des Naturgeschehens orientierte Leben."

227 Diog. Laert. VII 127: Ἀρέσκει δὲ αὐτοῖς μηδὲν μεταξὺ εἶναι ἀρετῆς καὶ κακίας, τῶν Περιπατητικῶν μεταξὺ ἀρετῆς καὶ κακίας εἶναι λεγόντων τὴν προκοπήν· ὡς γὰρ δεῖν φασιν ἢ ὀρθὸν εἶναι ξύλον ἢ στρεβλόν, οὕτως ἢ δίκαιον ἢ ἄδικον, οὔτε δὲ δικαιότερον οὔτε ἀδικώτερον, καὶ ἐπὶ τῶν ἄλλων ὁμοίως. „Sie lehren, daß es zwischen Tugend und Laster keine Zwischenstufen gebe, während die Peripatetiker dazwischen Fortschrittsgrade annehmen. Denn, so die Stoiker, wie der Stock notwendig entweder gerade oder krumm ist, so ist man entweder gerecht oder ungerecht, keineswegs aber gerechter oder ungerechter, und so auch bei den anderen Tugenden."

228 Diog. Laert. VII 102.

229 Diog. Laert. VII 102–105.

230 Diog. Laert. VII 130: Εὐλόγως τέ φασιν ἐξάξειν ἑαυτὸν τοῦ βίου τὸν σοφὸν καὶ ὑπὲρ πατρίδος καὶ ὑπὲρ φίλων, κἂν ἐν σκληροτέρᾳ γένηται ἀλγηδόνι ἢ πηρώσεσιν ἢ νόσοις ἀνιάτοις. Diesen Text zusammen mit wenigen weiteren einschlägigen Stellen bietet jetzt auch die von R. Nickel besorgte, mit deutscher Übersetzung versehene und knapp kommentierte Sammlung: Stoa und die Stoiker I, Düsseldorf 2008, 786–797, s. v. „Der Freitod".

die zweite Begründung für einen gerechtfertigten Selbstmord von Interesse, eine Begründung, die später bei Cicero im dritten Buch von „De finibus bonorum et malorum" nicht noch einmal in concreto erörtert und vertieft, sondern eingebettet wird in allgemeinere Reflexionen über „die Frage nach dem Verlassen des Lebens und dem Verbleiben im Leben." Ausschlaggebendes Kriterium dabei sei die Frage, inwieweit die jeweiligen Lebensbedingungen noch als naturgemäß („secundum naturam") anzusehen seien. Dabei könne sich sogar eine Verpflichtung selbst für den Weisen ergeben, das Leben zu verlassen.[231] Krankheiten und Schmerzen, die ein κατ' ἀρετὴν ζῆν nicht mehr erlaubten, rechtfertigten den Selbstmord nicht nur, sondern legten ihn geradezu nahe. Jeder unter derartigen Existenz- und Lebensbedingungen leidende Mensch konnte und sollte sich zur aktiven Herbeiführung seines Lebensendes ermuntert und aufgerufen fühlen:

„Suicide, like all duties, can be performed by all human beings when the conditions are right. It is the duty of fools, just like sages, to sacrifice themselves for their country or friends, and, when the things contrary to nature completely outweigh the things in accordance with nature, to end their lives."[232]

Auch der spätantike Platon-Kommentator Olympiodoros kennt und erläutert fünf den Suizid rechtfertigende Gründe aus Sicht der Stoiker, darunter einen Zustand physisch bedingter, seniler Unzurechnungsfähigkeit (διὰ τὸν παρεπόμενον τῷ σώματι λῆρον) sowie das Leiden an unheilbaren Krankheiten (διὰ τὸ σῶμα νόσοις ἀνιάτοις κατεχόμενον).[233]

Diese hier nur knapp skizzierten Lehrmeinungen, die in der römischen Kaiserzeit besonders von Seneca, Epiktet und Marc Aurel rezipiert und fortentwickelt wurden,[234] zeugen von dem offenbar in der hellenistischen Zeit zunehmenden Interesse an dem Thema des Selbstmordes. Zugleich eröffnen sie wegen ihrer besonderen Gewichtung von Krankheit und schmerzvollem Leiden als suizidbegünstigenden Faktoren die Möglichkeit, an einen (wie auch immer gearteten) Bezug dieser Überlegungen zur sozialen Wirklichkeit in der Zeit des Hellenismus zu denken. Denn in dieser Epoche hat sich zum Beispiel mit der Blüte der περὶ γήρως-Literatur und mit einem vormals unbekannten Realismus in der künstlerischen Gestaltung auch von alten, kranken und häßlichen Menschen nachweislich eine neuartige Orientierung von Wissenschaft und Kunst an der konkreten Lebens-

231 Cic. de fin. III 60–61.
232 Englert 1994, 75.
233 Olympiod. in Phaid. I 8 (siehe oben S. 49); vgl. Hofmann 2007, 40.
234 Dazu unten S. 91ff.

wirklichkeit der Menschen herausgebildet.[235] Auch auf dem Feld der Medizin besitzt diese Beobachtung ihre Gültigkeit.[236] So gehört zu den in dieser Zeit neu erschlossenen wissenschaftlichen und künstlerischen Themen und Feldern – neben dem Alter und dem Suizid – auch die Melancholie.[237] Deren erste systematische Behandlung und Beschreibung als Krankheit[238] erfolgte offenbar in der Schule des Aristoteles, wenn auch wohl nicht (nur) vom Meister selbst. Denn der unter dem Namen des Aristoteles in seinen „Problemata" aufgeführte Traktat über Melancholie und Melancholiker „stammt, wie wir mit einiger Wahrscheinlichkeit behaupten dürfen, von dem Nachfolger des Aristoteles, von Theophrast. Theophrast ist der erste gewesen, der ein Buch mit dem Titel ‚Über Melancholie' geschrieben hat, aus dem ein großes Exzerpt ... in die vermutlich um die Mitte des 3. Jahrhunderts in der Schule des Aristoteles zusammengestellten ‚Problemata Physica' aufgenommen wurde."[239] Diogenes Laertius bietet in seiner Theophrast-Biographie eine lange, beeindruckende Liste der von diesem verfaßten Schriften, die in ihrer Summe eine glänzende Dokumentation der genannten Neuorientierung der hellenistischen Wissenschaften darstellt.[240] Neben einem Buch περὶ μελαγχολίας (V 44) finden sich darin auch separate Studien über das Alter (V 42: περὶ γήρως) und über Geistesgestörtheit (V 45: περὶ παραφροσύνης). Interessanterweise stellt Theophrast dabei eine ursächliche Beziehung zwischen Melancholie und Selbstmordanfälligkeit her: „Schließlich wird ein beim Melancholiker zu allen Zeiten beobachteter Wesenszug hier zuerst ausführlich physiologisch begründet, und zwar ... in Verbindung mit dem Gedanken vom Weingenuß und dessen Wirkung: die Suizidneigung."[241] Da überdurchschnittlich hoher Alkoholkonsum zu den schon in der Antike registrierten Besonderheiten hohen Alters gehört und vor allem die Kombination aus seelischer Verstimmung, Niedergeschlagenheit und Suchtverhalten geradezu eine suizidäre Disposi-

235 Brandt 2002, 91ff.
236 Brandt 2002, 93f. (mit weiteren Nachweisen).
237 Zum folgenden siehe besonders Flashar 1966, 60ff.
238 van der Eijk 1990, 50: „Der Melancholiker ist sozusagen konstitutionell krank." Ebd. 53: „οἱ μελαγχολικοί sind Melancholiker ‚von Natur aus' (τὴν φύσιν), also infolge einer physiologischen Konstitution, die aber krankhaft und ständig der Heilung bedürftig ist."
239 Flashar 1966, 61; zustimmend van der Eijk 1990 (33f. 50), der freilich die Möglichkeit erwägt, „Teile der erhaltenen ‚Problemata' als Zeugnisse von aristotelischen Ansichten zu benutzen, ... unter der Voraussetzung, daß es in diesen Teilen keine unversöhnlichen Widersprüche zu den authentischen [sc. aristotelischen] Texten gibt."
240 Diog. Laert. V 42–50.
241 Flashar 1966, 66, mit Bezug auf Pseudo-Aristoteles, Problemata Physica 954 b 37–955 a 16; siehe auch van der Eijk 1990, 56. 60 („die Neigung der Melancholiker zum Selbstmord").

tion darstellen kann,[242] liegen auch hier vage Indizien vor für einen in der nachklassischen Zeit möglicherweise häufiger thematisierten und praktizierten Selbstmord im Alter. Über das Ende des berühmten Philosophen Empedokles kursierten in der Antike unterschiedliche Versionen, deren berühmteste lautete, er habe Selbstmord begangen, indem er den Ätna bestiegen und sich vom Rande des Kraters in den Vulkan gestürzt habe.[243] Der Satiriker Lukian deutete diesen Sturz später „als Ausdruck einer ‚gewaltigen Melancholie'",[244] und mit diesem prominenten Einzelfall kommen wir nun zu den in den antiken Texten möglicherweise faßbaren Hintergründen und Vorkommnissen von Selbsttötung im hohen Alter.

242 Netz, in: Wolfslast/Schmidt 2005, 87.

243 Näheres unten S. 62f.

244 Flashar 1966, 64, mit Verweis auf Lukian. Fugit. 2 und Lukian. Dial. mort. 20, 4.

4. ALTERSSUIZID BEI DEN GRIECHEN

Jeder Versuch, für die Antike eine auch nur annähernd statistisch fundierte Signifikanz von Selbstmordfällen und -versuchen allgemein und von versuchtem oder vollendetem Alterssuizid im besonderen zu erreichen, ist aussichtslos. Als Anton van Hooff im Jahre 1990 seine grundlegende und vorzügliche Studie zum Selbstmord in der Antike publizierte, tat er dies auf der Basis von 960 in Realität und (tragisch, komisch oder lyrisch literarisierter) Fiktion ermittelten Fällen tatsächlich versuchter oder erfolgreich exekutierter Selbsttötung.[245] Im Jahre 2005 war seine Datensammlung zwar auf 1220 Fälle mit ca. 20.000 betroffenen Personen angewachsen, doch was besagt dies schon? „Diese Zahl ist nur auf den ersten Blick eindrucksvoll. Sie bedeutet nichts, wenn man bedenkt, daß der Zeitraum 2000 Jahre umfaßt und die Bevölkerung der antiken Welt im römischen Reich auf ca. 50–60 Millionen angesetzt wird.“[246] Nehmen wir dagegen eine moderne Vergleichszahl aus Deutschland: „Jährlich sterben in Deutschland mehr Menschen durch eigene Hand als im Straßenverkehr. Etwa 10.000 Männer und Frauen begehen Suizid, darunter viele Jugendliche und – für die jeweilige Altersgruppe überproportional – auch alte Menschen. Die Suizidversuche sind nicht eingerechnet, mindestens zehnmal so hoch wird ihre Zahl geschätzt.“[247] Anton van Hooff hat also Recht, die antiken Zahlen ergeben keine in irgendeiner Weise belastbare Datenbasis. Jüngst ist nun eine umfangreiche, bislang zweibändige (aber auf drei Bände angelegte) Monographie zum Selbstmord im Mittelalter erschienen.[248] Die ausgezeichnete Arbeit, die einen Zeitraum von nahezu 1000 Jahren und die großen Reiche des gesamten mittelalterlichen Europa abdeckt, basiert auf einer rein quantitativ wenig beeindruckenden, aber vor allem im Detail der Ein-

---

245 van Hooff 1990, 198–232.

246 van Hooff 2005, 24. Neuerdings spricht van Hooff von „more than 1300 ancient cases of suicide“: ders., Self-Killing in Artemidorus’ Dream World, in: A. P. M. H. Lardinois u. a. (Hrsgg.), Land of Dreams. Festschrift für A. H. M. Kessels, Leiden/Boston 2006, 34.

247 Wolfslast/Schmidt 2005, Vorwort, 6.

248 Murray 1998/2000.

zelfallüberlieferung meist sehr viel aussagekräftigeren Dokumentation, als sie für die Antike verfügbar ist.[249]

Und in der Tat kommt es nicht allein auf die Zahlen an, sondern entscheidend ist die Qualität der Überlieferung. So konnte etwa auf der Grundlage von nur rund 300 selbstzerstörerischen Handlungen aus dem Zeitraum zwischen 1600 und 1820, die vorwiegend in den Kriminalakten der Herzogtümer Schleswig und Holstein dokumentiert sind, Vera Lind eine profunde Arbeit zum „Selbstmord in der frühen Neuzeit" vorlegen.[250] Ermöglicht wurde dies in erster Linie durch den großen Informationsgehalt, die bemerkenswerte Aussagekraft und die Interpretierbarkeit der von ihr benutzten Archivalien.

Von überragender, ja ausschlaggebender Bedeutung ist also stets das Ergebnispotential des Einzelzeugnisses, des einzelnen Textes, und so muß auch jede Untersuchung des antiken Alterssuizids beim überlieferten Einzelzeugnis ansetzen, welches analysiert und überdies auf seine allgemeine Aussagefähigkeit und potentielle Repräsentativität hin befragt werden muß. Nicht anders kann auch der Literaturwissenschaftler verfahren, der etwa die sophokleischen Tragödien suizidologisch behandeln will: Zwar „töten sich gleich sechs Gestalten des Sophokles selbst: Aias, Deaneira, Antigone, Haimon und Eurydike sowie Iokaste." Und nähme man „Elektras Todeswunsch, Philoktets Selbstmordwünsche und -drohungen und die Todessehnsucht des greisen Oidipus hinzu, so ist keine der sophokleischen Tragödien ohne Beziehung zum Thema Selbstmord."[251] Doch erneut ist zu fragen: Was allein besagen derlei Daten? „Die statistischen Möglichkeiten, wie sie die Suizidologie so liebt, sind bei Sophokles schnell erschöpft: Vier seiner Selbstmörder sind Frauen: eine davon jung (Antigone), drei in den mittleren Jahren; zwei sind Männer, einer davon jung (Haimon), einer in den besten Mannesjahren; zwei Männer und zwei Frauen töten sich mit dem Schwert, zwei Frauen erhängen sich. Zu lernen ist daraus ebensoviel wie aus den meisten Selbstmordstatistiken, nämlich nichts."[252] Wichtig dagegen – so Bernd Seidensticker – sind die Modalitäten der künstlerischen Gestaltung der jeweiligen Begebenheiten. Und dabei offenbart der sophokleische „Aias" überraschend subtile Einsichten in die Bedingungen, die den Helden in den Selbstmord treiben, zum Beispiel das Phänomen der "präsuizidalen Einengung", die reale (oder auch nur von dem Suizidkandidaten so empfundene) soziale Isolation.[253] Zwei Ergebnisse der eindringlichen Studie Seidenstickers seien hier besonders hervorgehoben; erstens:

249 Vgl. die Zusammenstellung aller von ihm bearbeiteter Fälle bei Murray 1998/2000, Bd. I, 431–469.

250 Lind 1999.

251 Seidensticker 1982, 108.

252 Seidensticker 1982, 109.

253 Seidensticker 1982, 130.

„Es ist erstaunlich, in welchem Maße die ... Ergebnisse der modernen Suizidologie auf den sophokleischen Aias zutreffen."[254] Und, zweitens, lasse sich bei Sophokles keine Kritik am Selbstmord feststellen, in allen seinen Stücken zeige sich der Selbstmord als „freier Akt der Selbstbehauptung und der Selbstachtung."[255]

Zusammen mit den in unseren bisherigen Überlegungen erzielten Resultaten könnten derlei Beobachtungen also a priori durchaus dafür sprechen, daß auch der Alterssuizid bei den Griechen weder sozial disqualifiziert noch außerordentlich selten war, doch sollen nun die wenigen tatsächlich einschlägigen und aussagekräftigen Zeugnisse vorgestellt werden. Beginnen wir mit den Zahlen in van Hooffs grundlegender Darstellung:[256] Von der Gesamtheit aller von ihm ermittelten 960 suizidalen Vorgänge entfallen knapp 10%, nämlich 87, auf alte Männer und Frauen, doch sind darin auch die mythischen und legendären Fälle enthalten. Von den nur 494 authentischen Fällen des von Individuen begangenen Selbstmordes[257] betreffen nur 54 alte Menschen (49 Männer und 5 Frauen), zu etwa gleichen Teilen auf die griechische und römische Geschichte verteilt. Selbst diese ohnehin quantitativ, wie bereits mehrfach betont und auch von van Hooff zu Recht hervorgehoben, wenigen aussagekräftigen Zahlen ergeben jedoch bisweilen noch ein etwas schiefes Bild. Denn van Hooff beschränkt sich in seiner nach dem Lebensalter geordneten Zusammenstellung der Suizidfälle darauf, alle Betroffenen jenseits eines Alters von 60 Jahren in einer Liste zu erfassen, ohne zwischen erkennbar altersbedingter und erkennbar nicht altersinduzierter Selbsttötung zu differenzieren.[258] Andererseits übergeht er Personen wie den sizilischen Tyrannen Dionysios I., der zumindest eine Diskussion verdient hätte, da er möglicherweise infolge von ihm eingeforderter aktiver Sterbehilfe seitens Dritter im Jahre 367 v. Chr. sein Ende fand.[259] Plutarch berichtet nämlich in seiner Dion-Biographie unter Berufung auf den hellenistischen Historiker Timaios, die Ärzte hätten dem

254 Seidensticker 1982, 141. Ähnlich jetzt auch P. T. Keyser, Aias' ‚Suicide-Note' Speech (Soph. ‚Aias' 646–692), in: S. Heilen et al. (Hrsgg.), In Pursuit of Wissenschaft. Festschrift W. M. Calder III, Hildesheim 2008, 221: „One might perhaps wonder how Sophocles managed to paint such a precise portrait of the pre-suicidal mind millennia before modern and clinical studies ... Sophocles may have observed many suicides, or none – but however he did it, Sophocles' fictional account of Aias' pre-suicidal state well matches the observations of psychologists and psychiatrists over two dozen centuries later."

255 Seidensticker 1982, 142f.

256 van Hooff 1990, 241, Appendix B 12 a.

257 van Hooff 1990, 6f. 70 Fälle betreffen kollektiv begangenen Selbstmord, in keinem Fall den von alten Menschen.

258 Vgl. die Bemerkungen oben S. 45 zu Demosthenes.

259 Näheres zu Alterssuizid, Sterbehilfe und Euthanasie unten S. 127ff.

Tyrannen, der bereits alt und todkrank war, auf sein Verlangen hin Schlafmittel verabreicht, die ihm das Bewußtsein nahmen, so daß der Schlaf in den Tod überging:[260]

> ὡς δὲ Τίμαιός φησι, καὶ φάρμακον ὑπνωτικὸν αἰτοῦντι δόντες ἀφείλοντο τὴν αἴσθησιν αὐτοῦ, θανάτῳ συνάψαντες τὸν ὕπνον.

Zwar geht aus dem Text nicht eindeutig hervor, „daß die Ärzte dem Dionysios auf dessen Verlangen hin ... einen Schlaftrunk gemischt hätten, der ihn hinüber schlummern ließ,“[261] aber zumindest läßt er die Möglichkeit offen, daß der um das Medikament nachsuchende Dionysius I. auf diese Weise den Tod gezielt gesucht hat. Laut Cornelius Nepos hingegen hätte der Sohn des Tyrannen, der jüngere Dionysius, die Ärzte gezwungen, seinem Vater ein todbringendes Schlafmittel zu verabreichen:[262] „quo ille commotus (sc. Dionysius filius) ne agendi esset Dioni potestas, patri soporem medicos dare coegit. hoc aeger sumpto ut somno sopitus diem obiit supremum.“ Ungeachtet der Frage nach der Historizität der verschiedenen Versionen – möglicherweise ist Dionysios I., den andere Quellen an übermäßigem Weingenuß oder durch Ermordung sterben lassen,[263] eines natürlichen Todes gestorben – ist hier allein interessant, daß die antike Überlieferung zumindest die Möglichkeit der aktiven Sterbehilfe mittels tödlich wirkender Schlafmittel kennt.

Doch nun zu den weniger zweifelhaften Fällen: Die numerisch auffallendste Gruppe unter den alten Selbstmördern bilden die Philosophen. Gewiß steht dies wohl in krassem Widerspruch zur historischen Realität, aber dies liegt natürlich in der Eigenart der antiken Überlieferung begründet, welche sich für bedeutende Personen und spektakuläre Einzelschicksale interessierte, nicht aber für den normalen Durchschnitt der Bevölkerung. Die Hauptquelle für die angeblich durch Suizid aus dem Leben geschiedenen Philosophen ist die wahrscheinlich im 3. Jahrhundert n. Chr. entstandene Sammlung von (Kurz-)Biographien herausragender Philosophen von Diogenes Laertius. Häufig in der Forschung wegen ihrer vermeintlich anekdotengesättigten Unzuverlässigkeit kritisiert, aber dennoch mangels anderer Informationen immer wieder benutzt und ausgeschrieben, ist das Werk jüngst von A. Chitwood grundlegend neu analysiert und auch

260 Plut. Dion. 6, 2.

261 So freilich H. Berve, Die Tyrannis bei den Griechen, München 1965, Bd. 2, 656.

262 Nep. Dion. 2, 4–5: „Dadurch alarmiert, zwang nun dieser (der Sohn) die Ärzte, seinem Vater einen Schlaftrunk zu verabreichen, um Dion so jede Möglichkeit zum Eingreifen zu nehmen. Nachdem der Kranke ihn eingenommen hatte, entschlief er wie in natürlichem Schlummer und starb.“

263 Berve, Tyrannis (oben Anm. 261) 656.

rehabilitiert worden.[264] Sie zeigt, daß Diogenes Laertius und seine Gewährsleute einen nicht unwesentlichen Teil der biographischen Details der Intellektuellen aus deren Schriften selbst schöpfen oder in Orientierung an diesen referieren und dabei in der Regel beachtliche Zuverlässigkeit in rebus philosophicis demonstrieren.[265] Das erhöht nicht unbedingt auch die Glaubwürdigkeit der berichteten biographischen Einzelheiten (wie etwa der zahlreichen Selbstmorde), aber es erlaubt zumindest, diese Details als Elemente einer ernstzunehmenden biographischen Überlieferung zu behandeln. Und schließlich sei nochmals ausdrücklich an den Fall des Cicero-Freundes Atticus erinnert, dessen auf den ersten Blick vielleicht als philosophisch stilisiert anmutender Selbstmord ohne Zweifel als authentisch anzusehen ist.[266]

Über den Tod des Pythagoras, der zwischen ca. 570–480 v. Chr. lebte,[267] kursierten bereits in der Antike etliche Versionen, darunter auch unterschiedlich motivierte Selbstmordvarianten.[268] Von besonderem Interesse ist im vorliegenden Rahmen die Angabe des (im 2. Jh. v. Chr. schreibenden) Herakleides Lembos, laut welcher Pythagoras sich selbst zu Tode gehungert habe, da er keinen Wunsch mehr verspürt habe, noch länger zu leben: Ἡρακλείδης δέ φησιν ἐν τῇ τῶν Σατύρου Βίων ἐπιτομῇ μετὰ τὸ θάψαι Φερεκύδην ἐν Δήλῳ ἐπανελθεῖν εἰς Ἰταλίαν καὶ πανδαισίαν εὑρόντα Κύλωνος τοῦ Κροτωνιάτου εἰς Μεταπόντιον ὑπεξελθεῖν κἀκεῖ τὸν βίον καταστρέψαι ἀσιτίᾳ, μὴ βουλόμενον περαιτέρω ζῆν.[269] Lebensüberdruß, bei Herakleides nur indirekt motiviert durch den vorher berichteten Tod des Pherekydes und die Ausschweifungen des überdies gewalttätigen Tyrannen Kylon von Kroton, ist nach dieser Überlie-

264 Chitwood 2004.

265 Chitwood 2004, 143: „What also clearly, and surprisingly, emerges, is just how good the biographers were and especially how good their knowledge of the archaic philosophers was, not so much in the formal, if sometimes sketchy description of the philosophy, which Diogenes Laertius provides at some point in his lives, but in the detailed knowledge of the philosophical statements that go into the creation of the anecdotes and topoi that make up their lives themselves." Siehe auch ebenda 4f.

266 Siehe oben S. 19f. und unten S. 111f.

267 C. Riedweg, Pythagoras. His Life, Teaching and Influence, Ithaca/London 2005, 42.

268 Die meisten referiert Diog. Laert. VIII 39–41; vgl. ferner etwa Porphyr. Vita Pyth. 57.

269 Diog. Laert. VIII 40: „Herakleides aber meint in seiner Epitome der Biographien des Satyros, er sei nach der Beerdigung des Pherekydes auf Delos nach Italien zurückgekehrt und dann, da er dort in eine Festveranstaltung des Krotoniaten Kylon geriet, nach Metapont übergesiedelt, wo er sich durch Hungern tötete, weil er keine Lust zum Leben mehr hatte."

ferung[270] die ausschlaggebende Erklärung für den Suizid des greisen Pythagoras.

Anaxagoras, um 500 v. Chr. in Klazomenai geboren und seit ca. 461 v. Chr. in Athen lehrend, wo auch Perikles zu seinen Schülern zählte,[271] beging im Jahr 428 v. Chr. Selbstmord.[272] Allerdings ist diese Tat nicht eindeutig als altersinduzierter Freitod zu erweisen. Denn er soll zwar im Alter „durch Krankheit zerrüttet und abgemagert" gewesen sein[273] und noch vor seinem Tod die Nachricht vom Verlust seiner Kinder erhalten haben, aber seine Selbsttötung könnte auch durchaus durch einen von ihm als ehrabschneidend empfundenen Prozeß motiviert worden sein[274] und nicht durch sein hohes Alter oder den Tod seiner Söhne.

Komplizierter stellt sich die Überlieferungssituation für die beiden nun (auch nach der Chronologie ihrer Lebensdaten) folgenden Philosophen dar, Empedokles und Demokrit.

Empedokles, dessen Lebenszeit etwa zwischen 495/4 – 435/4 v. Chr. anzusetzen ist,[275] „lives and dies at the hands of his biographers. Every aspect of his life, and various deaths, was drawn from his philosophical works, interpreted in a biographical manner, and given concrete and anecdotal form in a biography that proceeds through standard topoi."[276] Dies gilt auch für die spektakulärste Überlieferungsvariante seines Todes, den Selbstmord durch einen Sprung vom Rand des Vulkankraters in den Ätna: „Hippobotos gibt an, er habe sich dann erhoben und auf den Weg zum Ätna gemacht. Bei den Feuerschlünden angekommen, sei er hineingesprungen und so in der Absicht verschwunden, die Leute in ihrem Glauben zu bestärken, er sei zum Gott geworden."[277] Ist dieser (in seiner Historizität natürlich anfechtbare) Akt nur eine maliziöse Reaktion auf seinen (angeblichen) Anspruch auf die eigene Unsterblichkeit gewesen?[278] Oder können wir mit Kingsley nach sorgfältiger Prüfung aller Versionen konstatieren: „There is no point in denying that he could have died by jumping into the

270 Riedweg, Pythagoras (oben Anm. 267) 19f., gibt keiner der verschiedenen Versionen einen klaren Vorzug.

271 Ch. Pietsch, s. v. Anaxagoras (2), Der Neue Pauly 1, 1996, 667f.

272 Diog. Laert. II 13–15.

273 Diog. Laert. II 14: διερρυηκότα καὶ λεπτὸν ὑπὸ νόσου.

274 Diog. Laert. II 13.

275 P. Kingsley, Ancient Philosophy, Mystery, and Magic. Empedocles and Pythagorean Tradition, Oxford 1995, 1; Riedweg, Pythagoras (oben Anm. 267) 54; Chitwood 2004, 23.

276 Chitwood 2004, 58.

277 Diog. Laert. VIII 69: Ἱππόβοτος δέ φησιν ἐξαναστάντα αὐτὸν ὡδευκέναι ὡς ἐπὶ τὴν Αἴτνην, εἶτα παραγενόμενον ἐπὶ τοὺς κρατῆρας τοῦ πυρὸς ἐναλέσθαι καὶ ἀφανισθῆναι, βουλόμενον τὴν περὶ αὐτοῦ φήμην βεβαιῶσαι ὅτι γεγόνοι θεός.

278 So Chitwood 2004, 49.

volcano: he could have"?[279] Die Frage läßt sich nicht befriedigend beantworten, und natürlich noch weniger diejenige nach den potentiellen Hintergründen dieses ungesicherten Suizids. Allerdings sei ausdrücklich darauf hingewiesen, daß unter den verschiedenen kursierenden Versionen über den Tod des Empedokles auch eine existiert, die für einen eindeutig altersinduzierten Suizid sprechen könnte: „In dem genannten kleinen Brief des Telauges heißt es, er habe sich wegen seines Alters ins Meer gestürzt und so umgebracht."[280]

Der aus Abdera stammende berühmte Philosoph Demokrit, der sich in zwei bekannten Fragmenten über die ἀνοήμονες, die Dummköpfe, lustig gemacht hatte, die nur aus Angst vor dem Tode ein möglichst langes Leben erhoffen (ohne sich um die Qualität dieses Lebens zu scheren)[281], soll ein wahrhaft biblisches Alter von über 100 Lebensjahren erlangt haben (ca. 460 v. Chr. bis 357 v. Chr.). Auch über die Umstände seines Todes waren etliche Versionen im Umlauf, die freilich fast alle das von ihm freiwillig herbeigeführte Ende beinhalteten.[282] Hervorgehoben seien hier die (nicht erkennbar aus den philosophischen Lehrmeinungen Demokrits abgeleiteten) Begründungen, die Lukrez und Athenaios für seinen Selbstmord beibringen. Lukrez führt ihn auf das hohe Alter des Philosophen und darauf zurück, daß Demokrit seiner nachlassenden geistigen Fähigkeiten gewahr wurde:[283] „denique Democritum post quam matura vetustas admonuit memores motus languescere mentis, sponte sua leto caput obvius optulit ipse." Und auch laut Athenaios wollte der hochbetagte Philosoph sein Leben ausdrücklich wegen seines Greisenalters beenden:

> Δημόκριτον δὲ τὸν Ἀβδηρίτην λόγος ἔχει διὰ γῆρας ἐξάξαι αὐτὸν διεγνωκότα τοῦ ζῆν καὶ ὑφαιροῦντα τῆς τροφῆς καθ' ἑκάστην ἡμέραν.[284]

279 Kingsley, Philosophy (oben Anm. 275) 289.

280 Diog. Laert. VIII 74: Ἐν δὲ τῷ προειρημένῳ Τηλαύγους ἐπιστολίῳ λέγεται αὐτὸν εἰς θάλατταν ὑπὸ γήρως ὀλισθόντα τελευτῆσαι.

281 Demokr. frgm. 205 Diels/Kranz: ἀνοήμονες ζωῆς ὀρέγονται γήραος θάνατον δεδοικότες („Weil sie den Tod fürchten, gelüstet es die Toren zu leben, statt sich vor dem Greisenalter zu fürchten."); frgm. 206: ἀνοήμονες θάνατον δεδοικότες γηράσκειν ἐθέλουσιν („Nur weil sie den Tod fürchten, möchten die Toren alt werden.").

282 Chitwood 2004, 134ff. (zu Diogenes Laertius IX 43).

283 Lucret. rer. nat. 3, 1039–1041: „Und Demokrit hat, als das reif gewordene Alter ihn mahnte, daß die Bewegungen des Gedächtnisses in seinem Geiste matt würden, selbst sein Haupt dem Tode entgegengeboten" (deutsche Übersetzung nach: Lukrez, Über die Natur der Dinge. Lateinisch und Deutsch von J. Martin, Berlin 1972).

284 Athen. Deipnosophist. II 46e: „Von Demokritos aus Abdera geht die Kunde, daß er sich aufgrund seines Alters entschlossen hatte, aus dem Leben zu scheiden, und jeden Tag die Menge seiner Nahrung verringerte." Er habe dann

Einen vergleichbar typischen Alterssuizid schrieb Diogenes Laertius auch dem Nachfolger Platons als Leiter der Akademie in Athen, Speusippos (ca. 410/08 – 339 v. Chr.), zu,[285] in diesem Fall wieder ohne einen ersichtlichen Bezug zum Denken und zu den Lehren des Speusippos und daher durchaus glaubwürdig:[286]

> Ἤδη δὲ ὑπὸ παραλύσεως καὶ τὸ σῶμα διέφθαρτο, καὶ πρὸς Ξενοκράτη διεπέμπετο παρακαλῶν αὐτὸν ἐλθεῖν καὶ τὴν σχολὴν διαδέξασθαι. Φασὶ δὲ ἐπ' ἁμαξίου αὐτὸν φερόμενον εἰς τὴν Ἀκαδημίαν συναντῆσαι Διογένει καὶ „Χαῖρε" εἰπεῖν· τὸν δὲ φάναι·„Ἀλλὰ μὴ σύ γε, ὅστις ὑπομένεις ζῆν τοιοῦτος ὤν." Καὶ τέλος ὑπὸ ἀθυμίας ἑκὼν τὸν βίον μετήλλαξε γηραιὸς ὤν.

Und wenn anschließend unter Verweis auf Plutarch und Timotheos Einzelheiten über Speusipps Krankheiten beigebracht werden,[287] so spricht in der Tat alles dafür, daß Speusipp einen durch Krankheit im hohen Alter bedingten Suizid begangen hat.

Anders verhält es sich freilich im Falle des Kynikers Diogenes von Sinope (413 v. Chr.? bis 323 v. Chr.).[288] Über seinen Tod lassen sich noch mehr und noch stärker voneinander abweichende Berichte finden als im Falle der schon genannten Philosophen.[289] Die unwahrscheinlichste aller bekannten Varianten ist die einzige, die dem fast 90 Jahre alten Mann einen Selbst-

---

noch, um nicht an den Thesmophorien zu sterben, auf Bitten der Frauen seines Hauses einige Tage von einem Glas Honig gelebt und sei kurz darauf gestorben (ebd. II 46f.).

285 Vgl. zuletzt ausführlicher E. Theys, 1009. Speusippos of Athens, in: G. Schepens (Hrsg.), F. Jacoby. Die Fragmente der griechischen Historiker Continued. IV A 1, Leiden 1998, 212–239.

286 Diog. Laert. IV 3: „Als seine Körperlähmung schon fortgeschritten war, ließ er Xenokrates auffordern zu kommen und die Schulleitung zu übernehmen. Man erzählt auch, er habe in einem Wagen unterwegs zur Akademie dem entgegen kommenden Diogenes einen Gruß zugerufen, worauf dieser erwiderte: ‚Ich grüße keinen, der in einem so schlimmen Zustand am Leben bleibt.' Schließlich machte er mutlos und alt seinem Dasein freiwillig ein Ende."

287 Diog. Laert. IV 4: Πλούταρχος δέ φησιν ἐν τῷ Λυσάνδρου βίῳ καὶ Σύλλα φθειρσὶν ἐκζέσαι αὐτόν. Ἦν δὲ καὶ τὸ σῶμα διακεχυμένος, ὥς φησι Τιμόθεος ἐν τῷ Περὶ βίων. („Plutarch gibt in ‚Leben Lysanders und Sullas' an, er sei an der Läusekrankheit gestorben. Nach Timotheos sei er körperlich kaputt gewesen").

288 Siehe zuletzt umfassend L. E. Navia, Diogenes of Sinope. The Man in the Tub, Westport 1998; E. Livrea, La morte di Diogene cinico, in: S. Boldrini u. a. (Hrsgg.), Filologia e forme letterarie. Studi offerti a F. della Corte, Bd. 1, Urbino 1987, 427–433.

289 Diog. Laert. VI 76.

mord zuschreibt, und zwar durch selbst verursachtes Ersticken infolge unterlassenen Atmens:[290]

> οἱ δὲ τὸ πνεῦμα συγκρατήσαντα, ὧν ἐστι καὶ Κερκιδᾶς ὁ Μεγαλοπολίτης, λέγων ἐν τοῖς μελιάμβοις οὕτως·
> Οὐ μὰν ὁ πάρος γα Σινωπεὺς
> τῆνος ὁ βακτροφόρας,
> διπλείματος, αἰθεριβόσκας·
> ἀλλ' ἀνέβα
> χῆλος ποτ' ὀδόντας ἐρείσας
> καὶ τὸ πνεῦμα συνδακών·
> Ζανὸς γόνος ἦς γὰρ ἀλαθέως
> οὐράνιός τε κύων.
> Ἄλλοι φασὶ πολύπουν κυσὶ συμμερίσασθαι βουλόμενον οὕτω δηχθῆναι τοῦ ποδὸς τὸν τένοντα καὶ καταστρέψαι. Οἱ μέντοι γνώριμοι αὐτοῦ, καθά φησιν Ἀντισθένης ἐν Διαδοχαῖς, εἴκαζον τὴν τοῦ πνεύματος ἐγκράτησιν. Ἐτύγχανε μὲν γὰρ διάγων ἐν τῷ Κρανείῳ τῷ πρὸ τῆς Κορίνθου γυμνασίῳ. Κατὰ δὲ τὸ ἔθος ἧκον οἱ γνώριμοι καὶ αὐτὸν καταλαμβάνουσιν ἐγκεκαλυμμένον· οὐ δὴ εἴκασαν αὐτὸν κοιμώμενον (οὐ γὰρ ἦν τις νύσταλος καὶ ὑπνηλός)· ὅθεν ἀποπετάσαντες τὸν τρίβωνα ἔκπνουν αὐτὸν εὑρίσκουσι καὶ ὑπέλαβον τοῦτο πρᾶξαι λοιπὸν βουλόμενον ὑπεξελθεῖν τοῦ βίου.

Mit Recht verweist Navia auf die physiologische Unmöglichkeit, auf eine derartige Weise zu Tode zu kommen; er sieht in dieser Überlieferungsvariante vielmehr eine legendäre Konstruktion, entstanden mit Blick auf den philosophischen Kontext: „What better way could there be to leave this world than opting for the most ‚natural' way of dying, that is, holding one's breath? What better way to die than by wilfully stopping the process

---

290 Diog. Laert. VI 76 – 77: „Andere sagen, er habe einfach den Atem angehalten. Diese Version vertritt auch Kerkidas aus Megalopolis, der sich in seinen Meliamben wie folgt äußert:

> ‚Der einst kam aus Sinope, ist nicht mehr. Er trug den Stock und auch den Doppelmantel und liebte es, in freier Luft zu hausen. Nun ging er hinauf, die Lippen zugepreßt, den Atem so gewaltsam unterdrückend. Du warst in Wirklichkeit ein Sproß des Zeus und auch ein Himmelshund'.
> Andere geben an, er wollte einen Tintenfisch unter die Hunde verteilen, sei dabei in die Fußsehne gebissen worden und gestorben. Nach Antisthenes (in den ‚Diadochai') jedoch vermuteten seine Schüler, er habe wirklich den Atem unterdrückt; denn er hielt sich oft im Kraneion auf, einem Gymnasium vor Korinth. Einst kamen die Schüler wie üblich und fanden ihn in seinem Mantel, glaubten aber nicht, daß er schliefe, weil er gar kein Langschläfer war. Daher schlugen sie den Mantel zurück und bemerkten, daß er nicht mehr atmete. Und so meinten sie, er habe das absichtlich getan, weil er nicht mehr leben wollte."

of breathing, especially for someone whome one of the sources describes as exhausted in this battle against the world?“[291]

Kaum größere Historizität darf beanspruchen, was Diogenes Laertius über den 63jährig – im Jahr 322 v. Chr. – gestorbenen Aristoteles in epigrammatischer Form tradiert:[292]

> Εὐρυμέδων ποτ᾽ ἔμελλεν Ἀριστοτέλην ἀσεβείας
> γράψασθαι Δηοῦς μύστιδος ὢν πρόπολος,
> ἀλλὰ πιὼν ἀκόνιτον ὑπέκφυγε· τοῦτ᾽ ἀκονιτὶ
> ἦν ἄρα νικῆσαι συκοφάσεις ἀδίκους.

Auch das ebenfalls von Diogenes Laertius selbst verfaßte Grabepigramm auf Epikur (ca. 341–271 v. Chr.) dürfte kaum auf einen authentischen Sachverhalt anspielen, sondern ist wohl vielmehr ein ironisches Spiel mit dem Kerngedanken der epikureischen Philosophie, welche Lust und Genuß (ἡδονή) als höchstes Ziel formuliert:[293]

> „Χαίρετε καὶ μέμνησθε τὰ δόγματα·“ τοῦτ᾽ Ἐπίκουρος
> ὕστατον εἶπε φίλοις πρωῒ ἀποφθίμενος·
> θερμὴν ἐς πύελον γὰρ ἐληλύθεεν καὶ ἄκρατον
> ἔσπασεν, εἶτ᾽ Ἀΐδην ψυχρὸν ἐπεσπάσατο.

Diogenes Laertius selbst zitiert an anderer Stelle den (von Cicero später in „De finibus“ II 30, 96 im Wortlaut wiedergegebenen) Brief, den Epikur

291 Navia, Diogenes (o. Anm. 288), 32. Auch die Überlieferung zu einem Selbstmord des Antisthenes ist wenig glaubwürdig: Diog. Laert. VI 18f.: Καί ποτε παρ᾽ αὐτὸν ξιφίδιον ἔχων εἰσῆλθε. Τοῦ δ᾽ εἰπόντος· „Τίς ἂν ἀπολύσῃ με τῶν πόνων;“ δείξας τὸ ξιφίδιον, ἔφη· „Τοῦτο“· καὶ ὅς, „Τῶν πόνων“, ἔφη, „εἶπον, οὐ τοῦ ζῆν.“ Ἐδόκει γάρ πως μαλακώτερον φέρειν τὴν νόσον ὑπὸ φιλοζωΐας. („Einmal auch kam Diogenes mit einem Dolch zu Antisthenes, der ihm zurief: ‚Wer erlöst mich bloß von meinen Qualen?‘ Diogenes zeigte auf den Dolch und meinte: ‚Dieser da!‘ Antisthenes aber erwiderte: ‚Von den Qualen, nicht vom Leben!‘ Denn irgendwie schien er, weil er am Leben hing, kaum imstande seine Krankheit zu ertragen“). Siehe auch Anthologia Graeca VII 115; und ferner die Tabelle bei Gourevitch 1984, nach Seite 180, Nr. 4.

292 Diog. Laert. V 8 (= Anthologia Graeca VII 107): „Eurymedon, der Priester bei Demeters heiligen Mysterien, klagt Aristoteles an, er sei ein unfrommer Mann. Der aber trank den Schierling, entfloh so aller Verfolgung und siegte doch ohne Kampf in diesem falschen Prozeß.“ Auch nach Eumelos (Historien 5) beging Aristoteles mit 70 Jahren Selbstmord, indem er den Schierlingsbecher leerte (Diog. Laert. V 6). Der angebliche Selbstmord des Aristoteles dürfte kaum historisch sein. In van Hooffs Liste (1990, 201) wird dieser Selbstmord jedoch als realistisch qualifiziert.

293 Diog. Laert. X 16 (= Anthologia Graeca VII 106): „‚Seid mir gegrüßt und bewahrt meine Weisheit‘, das sind die Worte, die Epikur sterbend sprach frühmorgens zu seinen Freunden zuletzt. Er überließ sich dem puren Wein im wärmenden Wasser und zugleich damit auch im kalten Hades dem Tod.“

kurz vor seinem Ende an Idomeneus geschrieben hat und in welchem er seine langen, kaum erträglichen Leiden erwähnt, die dennoch durch die glückliche Erinnerung an die gemeinsamen Gespräche überdeckt würden.[294] Epikur hat also offenbar der Verlockung, seinen Qualen durch den Suizid zu entkommen, widerstanden.[295]

Anderes wiederum gilt für das, was wir über das selbst herbeigeführte Lebensende stoischer Philosophen erfahren, aus deren Überzeugungen sich zumindest eine grundsätzlich positive Haltung gegenüber dem Suizid plausibel ableiten läßt.[296] Über Zenons Tod (im Alter von 98 oder 72 Jahren im Herbst des Jahres 262 v. Chr.) referiert Diogenes Laertius verschiedene, meist mit einem Selbstmord endende Versionen.[297] In seinem selbst verfaßten Epigramm rekurriert Diogenes Laertius auf einen Überlieferungszusammenhang, der Zenon den selbst gewählten Hungertod (ἀποκαρτέρησις) zuschreibt und dieses freiwillige Lebensende mit quälenden Altersgebrechen Zenons motiviert:[298] An anderer Stelle[299] zitiert er den Ehrenbeschluß im Wortlaut, den die Athener nach dem Tode Zenons auf Initiative des Antigonos Gonatas gefaßt haben. Der Kern dieses Beschlusses lautet wie folgt:

---

294 Diog. Laert. X 22: Ἤδη δὲ τελευτῶν γράφει πρὸς Ἰδομενέα τήνδε ἐπιστολήν· „Τὴν μακαρίαν ἄγοντες καὶ ἅμα τελευταίαν ἡμέραν τοῦ βίου ἐγράφομεν ὑμῖν ταυτί. Στραγγουρικά τε παρηκολουθήκει καὶ δυσεντερικὰ πάθη ὑπερβολὴν οὐκ ἀπολείποντα τοῦ ἐν ἑαυτοῖς μεγέθους· ἀντιπαρετάττετο δὲ πᾶσι τούτοις τὸ κατὰ ψυχὴν χαῖρον ἐπὶ τῇ τῶν γεγονότων ἡμῖν διαλογισμῶν μνήμῃ." („Dem Tode nahe, schrieb er an Idomeneus diesen Brief: An diesem glücklichen und zugleich letzten Tag meines Lebens möchte ich Dir noch schreiben. Meine ständigen, durch Harnzwang und Ruhr bedingten Schmerzen können kaum noch schlimmer werden. Doch all dem steht die Freude entgegen, mit der sich meine Seele unserer Gespräche erinnert").

295 Dennoch taucht auch Epikur als authentischer Suizidfall in van Hooffs Kompilation (van Hooff 1990, 209) auf; richtig hingegen jetzt auch M. Erler, s. v. Epikuros, Der Neue Pauly 3, 1997, 1131, sowie Droge/Tabor 1992, 28f.: „Epicurus himself did not commit suicide but chose to endure the agony of his final illness."

296 Vgl. oben S. 53ff.; zum Selbstmord als „Tod der Philosophen" siehe auch Geus 2002, 41 mit den Anm. 208f.

297 Diog. Laert. VII 28–31.

298 Diog. Laert. VII 31 (= Anthologia Graeca VII 118): Τὸν Κιτιᾶ Ζήνωνα θανεῖν λόγος ὡς ὑπὸ γήρως πολλὰ καμὼν ἐλύθη μένων ἄσιτος· οἱ δ' ὅτι προσκόψας ποτ' ἔφη χερὶ γαῖαν ἀλοίσας· „Ἔρχομαι αὐτόματος· τί δὴ καλεῖς με;" („Zenon aus Kition starb, wie einige meinen, vom Alter gebeugt schon; von harter Arbeit erschöpft, hat er die Nahrung verschmäht. Andere glauben, er stolperte, schlug auf die Erde und sprach dann: Freiwillig komme ich ja! Warum rufst du mich noch?")

299 Diog. Laert. VII 10.

Ἐπειδὴ Ζήνων Μνασέου Κιτιεὺς ἔτη πολλὰ κατὰ φιλοσοφίαν ἐν τῇ πόλει γενόμενος ἔν τε τοῖς λοιποῖς ἀνὴρ ἀγαθὸς ὢν διετέλεσε καὶ τοὺς εἰς σύστασιν αὐτῷ τῶν νέων πορευομένους παρακαλῶν ἐπ' ἀρετὴν καὶ σωφροσύνην παρώρμα πρὸς τὰ βέλτιστα, παράδειγμα τὸν ἴδιον βίον ἐκθεὶς ἅπασιν ἀκόλουθον ὄντα τοῖς λόγοις οἷς διελέγετο, τύχῃ ἀγαθῇ δεδόχθαι τῷ δήμῳ ἐπαινέσαι μὲν Ζήνωνα Μνασέου Κιτιέα καὶ στεφανῶσαι χρυσῷ στεφάνῳ κατὰ τὸν νόμον ἀρετῆς ἕνεκεν καὶ σωφροσύνης, οἰκοδομῆσαι δὲ αὐτῷ καὶ τάφον ἐπὶ τοῦ Κεραμεικοῦ δημοσίᾳ.

„Da Zenon, Sohn des Mnaseas aus Kition, seit vielen Jahren in der Stadt Philosophie lehrte und als ein in jeder Hinsicht ausgezeichneter Mann die um ihn gescharte Jugend zur Tugend und Besonnenheit ermahnte und zum Besten anregte, dabei allen als Beispiel sein eigenes Leben darbot, das mit seinen Lehren exakt übereinstimmt, hielt das Volk mit dem Wunsch für Glück und Gelingen dafür, Zenon, des Mnaseas Sohn aus Kition, ein Lob zu erteilen, einen goldenen Kranz nach Gesetz zu widmen wegen seiner Tugend und Besonnenheit und ihm ein Grabmal auf dem Kerameikos aus öffentlichen Mitteln zu errichten."

Die Echtheit dieses Textes steht „außerhalb jeden Zweifels", zumal er exakt „mit dem Formular und Vokabular inschriftlich erhaltener athenischer Volksbeschlüsse des 3. Jahrhunderts v. Chr." übereinstimmt.[300] Zweierlei geht aus dieser Beobachtung Christian Habichts hervor: Erstens verdient die Darstellung des Diogenes Laertius tatsächlich ein gewisses Vertrauen, und zweitens galt der Suizid den Athenern offenbar keineswegs als prinzipiell verwerflich.[301]

Auf den hochbetagten ‚Hungerselbstmörder' Zenon, den eigentlichen Begründer der stoischen Schule, folgte als Schuloberhaupt Kleanthes, der ebenfalls im biblischen Alter (von 80 oder gar womöglich 99 Jahren) im Jahre 232 v. Chr. freiwillig aus dem Leben schied. Nach dem Vorbild seines Lehrers Zenon scheint auch er die ἀποκαρτέρησις praktiziert zu haben.[302] Der fast gleichaltrige (ca. 330 bis 250 v. Chr.) Dionysios, der von

300 Ch. Habicht, Analecta Laertiana, in: H. Büsing/F. Hiller (Hrsgg.), Bathron. Festschrift für H. Drerup, Saarbrücken 1988, 173f.; ders. Athen. Die Geschichte der Stadt in hellenistischer Zeit, München 1995, 159f.; einschränkend gegen die Auffassung von der weitgehenden Authentizität des Dekrettextes jetzt M. Haake, Der Philosoph in der Stadt (Vestigia 56), München 2007, 118ff., der trotz seiner Vorbehalte gegenüber Einzelheiten des von Diogenes Laertius referierten Textes freilich auch „keinen zwingenden Grund" sieht, „grundsätzlich an der Historizität eines athenischen Ehrendekrets *post mortem* für Zenon zu zweifeln" (126f.).

301 Zu älteren diesbezüglichen Auffassungen siehe Garrison 1991, 6ff.

302 Diog. Laert. VII 176: Καὶ τελευτᾷ τοῦτον τὸν τρόπον·διῴδησεν αὐτῷ τὸ οὖλον· ἀπαγορευσάντων δὲ τῶν ἰατρῶν, δύο ἡμέρας ἀπέσχετο τροφῆς. Καί πως ἔσχε καλῶς, ὥστε τοὺς ἰατροὺς αὐτῷ πάντα τὰ συνήθη συγχωρεῖν· τὸν δὲ μὴ ἀνασχέσθαι, ἀλλ' εἰπόντα ἤδη αὐτῷ προοδο-

den Stoikern abgefallen und zu den Hedonisten ‚übergelaufen' war, hungerte sich ebenfalls zu Tode.[303] Von Metrokles (um 300 v. Chr.), einem ehemaligen Peripatetiker, erfahren wir, daß er von einer ursprünglichen Absicht, sich durch ἀποκαρτέρησις das Leben zu nehmen, abgebracht werden konnte und erst hochbetagt ὑπὸ γήρως den Suizid praktizierte (angeblich, indem er sich erstickte).[304] Schließlich beging auch der hochbetagte Stoiker Antipatros aus Tarsos, der ab 150 v. Chr. als Schulhaupt der Stoiker fungierte, Selbstmord durch Gift (woraufhin Karneades erwogen haben soll, seinem Beispiel zu folgen).[305]

Auch von anderen Geistesgrößen, die angeblich hochbetagt ihrem Leben ein Ende bereiteten, haben sich in der Überlieferung Spuren erhalten. Der Sophist Gorgias (ca. 480 bis ca. 380 v. Chr.) hat angeblich hundertachtjährig seinem Leben mittels der ἀποκαρτέρησις ein Ende gesetzt,[306] und der Rhetor und Publizist Isokrates (436 bis 338 v. Chr.) soll es ihm gleichgetan haben.[307] Weiterhin soll Anfang des 2. Jahrhunderts v. Chr. der berühmte, in Alexandria wirkende Universalgelehrte Erathostenes von Kyrene den freiwilligen Hungertod gewählt haben, um einer drohenden Erblindung zu entgehen.[308] Und Erasistratos, nicht weniger berühmter

---

ποιεῖσθαι καὶ τὰς λοιπὰς ἀποσχόμενον τελευτῆσαι ταὐτὰ Ζήνωνι, καθά φασί τινες, ἔτη βιώσαντα καὶ ἀκούσαντα ἔτη ἐννεακαίδεκα. („Sein Ende war so. Er bekam eine Zahnfleischgeschwulst und nahm auf ärztlichen Rat zwei Tage keine Nahrung zu sich. Als Besserung eingetreten war, erlaubten ihm die Ärzte, seine alte Lebensweise fortzuführen. Er aber wollte nicht mehr, meinte, er habe sich nun schon auf den Weg vorbereitet, hungerte weiter und starb, wie es heißt, im selben Alter wie Zenon, den er 19 Jahre gehört hatte").

303 Diog. Laert. VII 167: Βιοὺς δὲ πρὸς τὰ ὀγδοήκοντα ἀσιτίᾳ κατέστρεψε. („Seinem Leben machte er mit achtzig durch Nahrungsabstinenz ein Ende."); vgl. B. Inwood, s. v. Dionysios (8) von Herakleia, Der Neue Pauly 3, 1997, 630.

304 Diog. Laert. VI 94–95; vgl. M.-O. Goulet-Cazé, s. v. Metrokles, Der Neue Pauly 8, 2000, 135f. Auch für Metrokles gilt (wie für Diogenes, siehe oben S. 64f.), daß gegenüber der angeblichen Selbstmordmethode der Selbsterstickung berechtigte Zweifel bleiben.

305 Diog. Laert. IV 64f.; siehe K.-H. Hülser, s. v. Antipatros (10), Der Neue Pauly 1, 1996, 780.

306 Lukian. Makrob. 23: Ῥητόρων δὲ Γοργίας, ὅν τινες σοφιστὴν καλοῦσιν, ἔτη ἑκατὸν ὀκτώ· τροφῆς δὲ ἀποσχόμενος ἐτελεύτησεν· („Von den Rednern wurde Gorgias, den einige einen Sophisten nennen, 108 Jahre alt. Er beendete sein Leben, indem er sich der Nahrung enthielt.")

307 Plut. Mor. 837 E; Lukian. Makrob. 23; M. Weisenberger, s. v. Isokrates, Der Neue Pauly 5, 1998, 1139: „Ob er seinen Tod wirklich mit Absicht durch Verzicht auf Nahrung herbeigeführt hat, ist ungewiß." Für authentisch hingegen hält diese Überlieferung Geus 2002, 41 Anm. 208.

308 Suid. E 2898 (ed. A. Adler, Leipzig 1931, pars II, p. 403) s. v. Ἐρατοσθένης: ... καὶ ἐτελεύτησεν π' ἐτῶν γεγονώς, ἀποσχόμενος τροφῆς διὰ τὸ ἀμ-

Arzt im engsten Umkreis der Seleukiden,[309] sah im hohen Alter im Selbstmord per Gifteinnahme den letzten Ausweg, um sich von den von einem unheilbaren Geschwür herrührenden Schmerzen zu befreien.[310]

Die hohe Zahl der angeblich im hohen Alter begangenen Selbstmorde von Intellektuellen und auch die auffallend oft gewählte Methode der ἀποκαρτέρησις haben in der Forschung zum einen Skepsis gegenüber der Glaubwürdigkeit dieser Überlieferung hervorgerufen und zum anderen zu der These geführt, hier läge ein in keiner Weise verallgemeinerbares Sonderverhalten einer bestimmten Personengruppe vor, die noch durch den Suizid und durch die Art seiner Ausführung ihre Sonderstellung habe kultivieren und demonstrieren wollen. Diese Zweifel scheinen mir nicht nur vor dem Hintergrund der intensiven griechischen Diskussion um Altersleiden, Tod und Suizid unbegründet zu sein, sondern auch mit Blick auf im folgenden zu nennende weitere Indizien, die für eine breitere Vertrautheit der Griechen mit diesem Phänomen sprechen könnten.[311]

Zunächst sind hier einige Stellen aus dem „Corpus Hippocraticum" anzuführen, an erster Stelle περὶ σαρκῶν 19.[312] Hier werden ärztliche Erfahrungen mit denjenigen referiert, die sieben Tage lang weder essen noch trinken und dabei unweigerlich stürben; selbst diejenigen, die ‚auf halbem Wege' umzukehren versuchten, kämen meist zu Tode, da der Magen bereits nach wenigen Tagen Nahrungsabstinenz nicht mehr aufnahmefähig sei. Dieser Text zeigt eindeutig, daß Ärzte in der griechischen Antike mit dem Phänomen des selbst herbeigeführten Hungertodes vertraut waren, und mit Anton van Hooff ist in der Tat zu folgern: „This type of death cannot have been too uncommon since it attracted the attention of doctors; it is not to be assumed that philosophers were a considerable part of the patients an ancient physician came across."[313]

An anderer Stelle im Corpus Hippocraticum wird deutlich, daß gerade entmutigte, kranke, der Melancholie anheimgefallene Patienten in besonderem Maße selbstmordgefährdet waren: τοὺς ἀνιωμένους καὶ νοσέοντας καὶ ἀπάγχεσθαι βουλομένους, μανδραγόρου ῥίζαν πρωῒ

βλυώττειν; Geus 2002, 41f.; das Epigramm des Dionysios von Kyzikos (Anthologia Graeca VII 78) weiß davon hingegen nichts.

309 V. Nutton, s. v. Erasistratos, Der Neue Pauly 4, 1998, 41ff.

310 Stob. flor. III 7, 57.

311 Gegen diese skeptizistische Interpretation wandte sich bereits Hirzel 1908/1967, 79: „Ohne daß wir statistische Tabellen darüber aufnehmen können, dürfen wir doch schon hiernach vermuten, daß noch in weiten Kreisen damals die gleiche Neigung zum Selbstmord herrschte."

312 Hippocrat., De carnibus 19 (ed. Littré Bd. VIII, p. 610/612).

313 van Hooff 1990, 45.

πιπίσκειν ...[314] Tatsächlich kennen die Ärzte als größere, auffallende Gruppe also diejenigen Personen, die sich zu Tode hungern (wollen).[315] Die ἀποκαρτέρησις war also gewiß kein seltenes, nur in Philosophenkreisen beheimatetes Phänomen, und generell dürfte der Suizid insbesondere unter alten Menschen häufiger praktiziert worden sein als gemeinhin angenommen, was sich durch weitere Belegstellen zusätzlich begründen läßt.

So erwähnt der schon genannte, berühmte Arzt Erasistratos nämlich die ‚Hungerselbstmörder' (ἀποκαρτεροῦντες) als eine offenbar keineswegs exotische Erscheinung, wenn er schreibt, daß sie bisweilen noch eine Zeit lang am Leben blieben, wenn sie nur Wasser zu sich nähmen.[316] Hegesias, der im späten vierten/frühen dritten Jahrhundert v. Chr. lebende und wirkende Kyrenaiker, verfaßte eine eigene Abhandlung unter dem Titel Ἀποκαρτερῶν, dessen Inhalt in den ciceronischen „Tusculanae disputationes" skizziert und autobiographisch gewendet wird:[317]

> „eius autem quem dixi Hegesiae liber est Ἀποκαρτερῶν, quod a vita quidam per inediam discedens revocatur ab amicis; quibus respondens vitae humanae enumerat incommoda. possem idem facere, etsi minus quam ille, qui omnino vivere expedire nemini putat. mitto alios; etiamne nobis expedit? qui et domesticis et forensibus solaciis ornamentisque privati certe si ante occidissemus, mors nos a malis, non a bonis abstraxisset."

Aufgrund seiner apologetischen Position zugunsten des Suizids galt Hegesias als einer, der (seine Hörer und Leser) zum (selbst gewählten) Tode

---

314 Περὶ τόπων τῶν κατὰ ἄνθρωπον (De locis in homine) 39, 1 (Littré Bd. VI, p. 326), ed. E. M. Craik, Hippocrates, Places in man, Oxford 1998, 8: "Diejenigen, die voller Unmut sind und krank und sich erhängen wollen, (sollen) frühmorgens einen Trank erhalten, (zubereitet) aus der Alraunwurzel."

315 Περὶ διαιτῆς ὄξεων (De diaeta acutorum) 56, 2 (ed. Littré Bd. II, p. 344). Weitere Belege im Corpus Hippocraticum zum Suizid: Epidemien V 33 (ed. Littré Bd. V, p. 230). VII 89 (ed. J. Jouanna/M. D. Grmek, Hippocrate, tome IV, Paris 2000, 103 = Littré Bd. V, p. 446: Die Rede ist hier von jemandem, der ein „Verlangen nach dem Verlassen des Lebens" verspürt: ἵμερος τῆς ἀπαλλαγῆς βίου); De virginum morbis (ed. Littré Bd. VIII, p. 468); zum hippokratischen Eid siehe unten S. 77ff.

316 Erasistrat. frgm. 139.

317 Cic. Tusc. I 84: „Das Buch des Hegesias, den ich genannt habe, heißt ‚der Hungerselbstmörder', weil dort jemand durch Nahrungsentzug dem Leben entweichen will, dann von Freunden zurückgerufen wird und diesen nun die ganzen Mühsale des menschlichen Lebens aufzählt. Ich könnte dasselbe tun, wenn auch weniger als jener, der meint, zu leben sei überhaupt für niemanden ein Gewinn. Um die anderen beiseite zu lassen, war es für mich ein Gewinn? Wenn ich, der häuslichen und politischen Tröstungen und Ehren beraubt, früher gestorben wäre, so hätte mich der Tod nicht von Gütern, sondern von Übeln getrennt." Zum ciceronischen Bezug auf die eigene Lebenslage siehe Lefèvre 2008, 52f. 232f.

überredete (πεισιθάνατος),[318] und seine radikal pessimistische Lehre, die dennoch schulbildend wirkte, charakterisiert Diogenes Laertios folgendermaßen:[319] Glück (εὐδαιμονία) sei für den Menschen nicht erreichbar, denn Körperlichkeit bedeute per se Schmerz und Leiden, an denen notwendigerweise auch die Seele teilhabe. Das erstrebenswerteste Ziel bestehe im Zustand möglichst lange andauernder Freiheit von Schmerzen, und der Tod sei nicht weniger erstrebenswert als das Leben. Daß Hegesias mit seinen Lehrsätzen geradezu eine Selbstmordepidemie verursacht und Ptolemaios I. daher ein Verbot verhängt habe, dieses Gedankengut weiter zu verbreiten,[320] mag zwar legendär sein, könnte jedoch wenigstens einen historischen Kern enthalten. Auch daß sich unter den ἀποκαρτεροῦντες vor allem oder wenigstens mehrheitlich alte Menschen befunden hätten, läßt sich nicht stichhaltig belegen, sondern allenfalls vermuten, zumal die (auch namentlich) näher bekannten Fälle der ἀποκαρτέρησις, wie gesehen, vornehmlich alte Männer betrafen.

Rätselhaft bleibt bis heute die antike, bei verschiedenen Autoren bewahrte Nachricht, laut welcher sich die hochbetagten Mitglieder der Polisbevölkerung auf der Kykladeninsel Keos regelmäßig durch Gift das Leben nahmen, um der Polis Lasten und Probleme zu ersparen:[321]

> οὔσης δὲ ὑγιεινῆς τῆς νήσου καὶ εὐγήρων τῶν ἀνθρώπων, μάλιστα δὲ τῶν γυναικῶν, οὐ περιμένουσι γηραιοὶ τελευτᾶν, ἀλλὰ πρὶν ἀσθενῆσαι ἢ πηρωθῆναί τι, οἱ μὲν μήκωνι οἱ δὲ κωνείῳ ἑαυτοὺς ἐξάγουσι.[322]

Man wird diese Überlieferung nicht einfach als unglaubwürdig disqualifizieren können, zumal aus dem frühen ersten Jahrhundert n. Chr. tatsäch-

318 Diog. Laert. II 86.

319 Diog. Laert. II 93–95; vgl. H. Flashar (Hrsg.), Die Philosophie der Antike 2/1 (= Grundriß der Geschichte der Philosophie), Basel 1998, 257f.

320 Cic. Tusc. I 83: „a malis igitur mors abducit, non a bonis, verum si quaerimus. et quidem hoc a Cyrenaico Hegesia sic copiose disputatur, ut is a rege Ptolomaeo prohibiturus esse dicatur illa in scholis dicere, quod multi iis auditis mortem sibi ipsi consciscerent." („Der Tod trennt uns also von Übeln, nicht von Gütern, wenn wir die Wahrheit wissen wollen. Dies hat ja auch der Kyrenaiker Hegesias so ausführlich dargelegt, daß berichtet wird, das Unterrichten sei ihm vom König Ptolemaios verboten worden, weil viele, nachdem sie ihn gehört hatten, sich den Tod gegeben hätten.").

321 Heracleid. Lemb., Exc. Politiarum 29; Strab. 10, 5, 6; Aelian. V. H. 3, 37; vgl. Geiger 1888, 61f.; B. Schmitt, Der Selbstmord der Greise von Keos. Ein kulturgeschichtliches Problem, Neue Jahrbücher für das klassische Altertum 11, 1903, 617–628; Parkin 2003, 264.

322 Heracleid. Lemb., Exc. Politiarum 29: „Da auf der Insel ein gesundes Klima herrscht und Männer, vor allem aber Frauen, ein gutes hohes Alter erlangen, warten sie im Alter nicht auf den Tod, sondern bevor sie krank werden oder in irgendeiner Hinsicht eine Behinderung erleiden, bringen sich die einen mit Hilfe von Mohnsaft, die anderen durch den Schierlingstrank um."

lich ein ausdrücklich als „exemplum" qualifizierter, glaubhafter Vorgang berichtet wird, dem zufolge sich eine vornehme Greisin jenseits der neunzig auf Keos offiziell zur Selbsttötung autorisieren ließ.[323] Möglicherweise fügen sich diese Nachrichten zu dem „Ruf besonderer Sittenstrenge",[324] den Keos in der Antike genoß und der durch vereinzelte Nachrichten über religiöse und sakralrechtliche Regelungen auf der Insel nachhaltig gestützt wird.[325] Außerdem sollte daran erinnert werden, daß auch der schon mehrfach genannte ‚Selbstmordexperte' Erasistratos aus Keos stammte,[326] daß es ferner das Bonmot vom Κείων νόμιμον gab, laut welchem derjenige das Leben aufgebe, der nicht mehr auf schöne Weise (καλῶς) leben könne,[327] und daß die Keier es angeblich verstanden hätten, einen speziellen Schierlingstrank zu brauen, welcher einen besonders sanften Tod bereitete.[328] Und schließlich haben sich in der Anthologia Graeca folgende Zeilen im Grabepigramm des Meleagros auf den alten Gelehrten Philaulos erhalten:[329]

> Γήραϊ δ' ἢ νούσῳ βίον ἔλλιπες; – „Ἤλυθον Ἀίδαν
> αὐτοθελεί, Κείων γευσάμενος κυλίκων." –
> Ἦ πρέσβυς; – „Καὶ κάρτα." – Λάβοι νύ σε βῶλος ἐλαφρὴ
> σύμφωνον πινυτῷ σχόντα λόγῳ βίοτον.

In der Summe spricht also doch einiges für einen auf Keos offenbar üblichen und verbreiteten Brauch des Alterssuizids, auch wenn die Überlieferungslage im Detail unklar und unbefriedigend bleibt.[330]

Noch schlechter steht es mit den die Polis Massalia betreffenden Nachrichten. In dieser um 600 v. Chr. von phokäischen Kolonisten gegründeten Polis soll laut Valerius Maximus[331] der Stadtrat über Anträge seiner Bürger auf Erlaubnis zum Suizid nach Beratung entschieden und sogar über einen

323 Val. Max. 2, 6, 8; näheres siehe unten S. 108ff.
324 Hölkeskamp 1999, 144.
325 Hölkeskamp 1999, 144–148.
326 Siehe oben S. 69f.
327 FCG IV Nr. 135: ὁ μὴ δυνάμενος ζῆν καλῶς οὐ ζῇ κακῶς (Menander).
328 Theoprast. Hist. plant. 9, 16. Zwar steht im griechischen Text Χῖοι, aber dies ist gewiß eine irrtümliche Verwechslung mit den Κεῖοι, da „die Verschreibung von Keos zu Chios in der Überlieferung ein gängiger Fehler ist:" M. Hose, Aristoteles. Die Historischen Fragmente (Aristoteles. Werke in deutscher Übersetzung, hrsg. von H. Flashar, Bd. 20, Teil III), Berlin 2002, 171.
329 Anthologia Graeca VII 470: „Gab dir das Alter den Tod oder Krankheit? – ‚Ich eilte freiwillig nieder zum Hades, ich habe keischen Becher geleert.' – Warst du schon alt? – ‚Ja, sehr.' – So möge die Erde dir leicht sein, da sich harmonisch bei dir Leben und Lehre verband."
330 Daß auch Prodikos im pseudo-platonischen „Axiochos" (oben S. 50f.) aus Keos stammte, sei zudem noch am Rande bemerkt.
331 Val. Max. 2, 6, 7; siehe ferner unten S. 108ff. mit den Anm. 499ff.

zu diesem Zweck erstellten Giftvorrat verfügt haben. Zwar ist weder bekannt, ob nur oder vornehmlich nur ältere Massalioten von diesem Verfahren Gebrauch machen konnten, noch, wie sich diese Nachricht zu den übrigen verstreuten Indizien für eine archaische Polisgesetzgebung in Massalia verhält.[332] Aber A. M. Müller macht zu Recht darauf aufmerksam, daß laut Valerius Maximus „ein sehr elendes Leben einen Menschen dazu veranlassen könne, es (sc. das Leben) beenden zu wollen," und daß er überdies Wert darauf lege, hier nicht etwa einen gallischen, sondern einen genuin griechischen Brauch vorzustellen.[333]

Aus einer anderen Polis, die ebenfalls eine – in diesem Falle deutlich besser überlieferte – frühe Gesetzgebung kennt und in der alte Männer eine so bedeutende politische Rolle spielten, daß man sogar von gerontokratischen Zügen spricht,[334] besitzen wir zwar vereinzelte Nachrichten über prominente Selbstmörder, aber gerade nicht über den aus Lebensüberdruß oder wegen unerträglichen Leidens verübten Alterssuizid.[335] Die Rede ist von Sparta. E. David, der den Alten in Sparta vor Jahren eine eigene Monographie gewidmet hat,[336] schließt von dieser fehlenden Überlieferung darauf, daß tatsächlich diese Form des Suizids wohl kaum eine Rolle in Sparta gespielt habe, denn – so David – die Lebensbedingungen der alten Menschen seien in Sparta wohl weit besser gewesen als in anderen griechischen Poleis: „Thus the absence of old people from the prosopography of Spartan suicides should not come as a surprise."[337] Hier scheint mir allerdings ein wenig fundiertes ‚argumentum e silentio' vorzuliegen, das zudem die spezifischen Bedingungen des spartanischen Sitten- und Verhaltenscodex nicht in Rechnung stellt. Denn angesichts des hochgradig auf Ehre, Scham, Mannhaftigkeit, militärische Tapferkeit und heroische Leidensfähigkeit verpflichteten spartiatischen Ideals kann das Fehlen einer diesem Comment nicht entsprechenden Überlieferung kaum überraschen.[338]

Ansonsten liegen neben unklaren Einzelfällen, in denen zum Beispiel das Alter des Selbstmörders nicht genau oder wenigstens annähernd bekannt ist – wie etwa bei dem Olympiasieger (456 v. Chr.) Timanthes, der sich später

332 Die wenigen einschlägigen Zeugnisse finden sich zusammengestellt und mit Kommentaren versehen bei Hölkeskamp 1999, 204–208; siehe auch Müller 2003, 131f.

333 Müller 2003, 131, mit Verweis auf Val. Max. 2, 6, 8.

334 W. Schmitz, Nicht ‚altes Eisen', sondern Garant der Ordnung. Die Macht der Alten in Sparta, in: Gutsfeld/Schmitz 2003, besonders 111f.

335 David 2004, 25–46.

336 David 1991.

337 David 2004, 27.

338 Zum spartiatischen Kosmos siehe nur L. Thommen, Sparta. Verfassungs- und Sozialgeschichte einer griechischen Polis, Stuttgart 2003, 117ff.

das Leben nahm[339] – oder bei denen es sich nicht klar um Selbsttötung handelt – wie etwa bei dem Faustkämpfer Euthymos aus Lokroi[340] –, vor allem in hellenistischen Grabepigrammen noch Indizien für einen den Griechen durchaus geläufigen Alterssuizid vor.

„Nachbar des Alters zu sein, heißt auch, vom Hades nicht weit zu sein."[341] Zwar folgt aus diesem Vers des Meleagros (ca. 130–60 v. Chr.)[342] keinesfalls unmittelbar, daß der Alterssuizid ein häufig gewählter Schritt war, um die Wegstrecke zwischen Alter und Tod abzukürzen, doch in dem schon zitierten Epigramm auf Philaulos[343] bedichtet derselbe Meleagros einen freiwillig aus dem Leben geschiedenen Alten. Und Leonidas von Tarent, der im 3. Jh. v. Chr. lebte,[344] kennt ebenfalls nicht nur den Todeswunsch der alten Mutter, die in ihrem Leben nach dem Tod ihres Sohnes keinen Sinn mehr sehen kann,[345] sondern auch den aus Altersgründen vollzogenen, selbst herbeigeführten Tod des Gorgos.[346]

---

339 Pausanias VI 8, 4: τῶι δὲ Τιμάνθει τὸ τέλος τοῦ βίου συμβῆναί φασιν ἐπὶ αἰτίαι τοιᾶιδε. πεπαῦσθαι μὲν ἀθλοῦντα, ἀποπειρᾶσθαι δὲ ὅμως αὐτὸν ἔτι τῆς ἰσχύος, τόξον μέγα ἐπὶ ἑκάστης τείνοντα τῆς ἡμέρας, ἀποδημῆσαί τε δὴ αὐτὸν καὶ ἐπὶ τῶι τόξωι τηνικαῦτα ἐκλειφθῆναί οἱ τὴν μελέτην· ὡς δὲ ἐπανήκων οὐχ οἷός τε ἐντεῖναι τὸ τόξον ἐγίνετο, πῦρ ἀνακαύσας ἀφίησι ζῶντα ἐς τὴν πυρὰν αὑτόν. („Timanthes soll aus folgendem Grunde sein Leben geendet haben: Er habe aufgehört, sich als Athlet zu betätigen, aber doch seine Kraft noch prüfen wollen und daher jeden Tag einen großen Bogen gespannt. Dann sei er auf Reisen gegangen und habe so lange die Übung mit dem Bogen aussetzen müssen. Wie er bei der Rückkehr nicht mehr imstande war, den Bogen zu spannen, zündete er Feuer an und warf sich selbst lebend auf den Scheiterhaufen.")

340 Pausanias VI 6, 4–10, vor allem VI 6, 10: ἤκουσα δὲ καὶ τοιόνδε ἔτι ἐς τὸν Εὔθυμον, ὡς γήρως τε ἐπὶ μακρότατον ἀφίκοιτο καὶ ὡς ἀποθανεῖν ἐκφυγὼν αὖθις ἕτερόν τινα ἐξ ἀνθρώπων ἄλλον ἀπέλθοι τρόπον. („Auch das hörte ich betreffs Euthymos, daß er ein sehr hohes Alter erreichte und daß er dem Tode entging und auf andere Weise aus dem Leben schied.") Spielt Pausanias hier auf Heroisierung an, oder umschreibt er einen Freitod?

341 Anthologia Graeca VII 417: γήρως γὰρ γείτων ἐγγύθεν Ἀΐδεω.

342 Lesky 1957/58, 677f.

343 Anthologia Graeca VII 470, siehe oben S. 73.

344 Lesky 1957/58, 675.

345 Anthologia Graeca VII 466:

Ἆ δείλ' Ἀντίκλεις, δειλὴ δ' ἐγὼ ἡ τὸν ἐν ἥβης
ἀκμῇ καὶ μοῦνον παῖδα πυρωσαμένη,
ὀκτωκαιδεκέτης ὃς ἀπώλεο, τέκνον· ἐγὼ δὲ
ὀρφάνιον κλαίω γῆρας ὀδυρομένη.
βαίην εἰς Ἄϊδος σκιερὸν δόμον· οὔτε μοι ἠὼς
ἡδεῖ' οὔτ' ἀκτὶς ὠκέος ἠελίου.
ἆ δείλ' Ἀντίκλεις μεμορημένε, πένθεος εἴης
ἰητὴρ ζωῆς ἔκ με κομισσάμενος.

Zwar sind diese Grabepigramme literarische Kunstprodukte, deren einzelne Motive man vielleicht mit strikter Zurückhaltung behandeln sollte. So wird man die Anrufung des bereits im Hades weilenden Sohnes durch die verzweifelte Mutter, er möge ihr als „Arzt ihres Kummers" (πένθεος ἰητήρ) zum erwünschten Tode verhelfen, nur mit Vorbehalten als Hinweis auf die möglicherweise von Ärzten erwartete Beihilfe zum Tod deuten dürfen. Aber immerhin gilt zum einen gerade für Leonidas von Tarent, daß er seinen „Stoff aus der Welt des kleinen Mannes nahm,"[347] und zum anderen, daß seine langanhaltende Wirkung und intensive Rezeption bis zum Ausgang der Antike[348] nicht zuletzt auch den offenbar die Lebenswelt der Rezipienten berührenden Sujets seiner Dichtung zu verdanken war.

„Ärmster Antikles du, und ich Ärmste, die ihren einzigen Sohn in Jugend und Kraft hab auf die Scheiter gelegt! Tot nun bist du, mein Kind, gestorben im achtzehnten Jahre. Klagend weine ich; nun ist traurig mein Alter verwaist. Wäre ich doch im düsteren Haus des Hades! Wie sind mir der Sonne eilende Strahlen, wie ist Eos mir heute verhaßt! Ärmster Antikles du, vom Schicksal Geschlagener! O sei mir Arzt meines Kummers und nimm mich aus dem Leben hinweg."

346 Anthologia Graeca VII 731, siehe oben S. 17; vgl. auch Anthologia Graeca VII 336 (oben S. 18 mit Anm. 65) und dazu B. Hafen, Griechische Epigramme auf Selbstmörder, Dissertation München 1979.

347 H. Beckby, Einführung, in: ders., Anthologia Graeca I, 24.

348 Beckby, ebenda 25; siehe etwa Cic. Att. 9, 7, 15; 18, 3. 10, 2, 1.

5. DER HIPPOKRATISCHE EID

Nur indirekte und bis zu einem gewissen Grade hypothetische Rückschlüsse auf die Wirklichkeit erlaubt schließlich auch ein Dokument, das immer noch zu den besonders kontrovers interpretierten, gleichzeitig jedoch wirkungsmächtigsten Texten aus der Antike gehört, der hippokratische Eid.[349] Der im vorliegenden Zusammenhang allein interessierende Passus, der auch Diskussionsgegenstand des abschließenden (8.) Kapitels dieses Buches über „Alterssuizid und Euthanasie" sein wird,[350] betrifft die Rolle des Arztes beim Umgang mit einem φάρμακον θανάσιμον, einem tödlich wirkenden Mittel. Die bis heute andauernde Diskussion um den Eidestext und seine Auslegung erfordert auch an dieser Stelle eine etwas ausführlichere Erörterung.

Der dem berühmten Hippokrates zugeschriebene (aber in seiner Entstehung tatsächlich ungeklärte) Eidestext ist in verschiedenen Fassungen und Überlieferungssträngen aus der Antike auf uns gekommen – schon dies allein übrigens ein deutliches Indiz für den hohen Grad seiner Bekanntheit und für seine Bedeutung über die Jahrhunderte hinweg.[351] In der in der neuesten Edition von J. Jouanna vorgelegten Form lautet der hier zu diskutierende Paragraph 4:[352]

> οὐ δώσω δὲ οὐδὲ φάρμακον οὐδενὶ αἰτηθεὶς θανάσιμον οὐδὲ ὑφηγήσομαι ξυμβουλίην τοιήνδε.

---

349 V. Nutton, Hippocratic Morality and Modern Medicine, in: Flashar/Jouanna 1997, 31: „After the Bible, the Hippocratic Oath is arguably today the most influential text of all those that survive from Classical Antiquity."

350 Siehe unten S. 127ff.

351 Vgl. den Überblick bei Schubert 2005, 15ff.; wertvoll sind überdies die (bei Schubert nicht berücksichtigten) Beobachtungen von Ihm 2002. Grundlegend jetzt: von Staden 2007, 425ff. mit einem überlieferungsgeschichtlichen Überblick (425f. Anm. 2).

352 J. Jouanna, Un témoin méconnu de la tradition hippocratique: L'Ambrosianus gr. 134 (B 113 sup.) fol. 1–2 (avec une nouvelle édition du Serment et de la Loi), in: A. Garzya/J. Jouanna (Hrsgg.), Storia e ecdotica di testi medici greci, Neapel 1995, 253ff. Diese Fassung entspricht der handschriftlichen Überlieferung MV (siehe Ihm 2002, 673). – Der Einfachheit halber spreche ich jetzt und im folgenden von „Paragraphen", obwohl die Paragraphenzählung noch nicht in den Handschriften vorliegt.

> Die deutsche Übersetzung lautet nach K. Sier:[353] „Ich werde auch keinem, wenn darum gebeten, ein todbringendes Mittel geben, und werde einen solchen Vorschlag nicht anregen."[354]

Die in dem Codex Ambrosianus aus dem frühen 14. Jahrhundert enthaltene, einen eigenen Überlieferungsstrang repräsentierende Fassung[355] des Eides ergibt mit Blick auf den Paragraphen 4 keine größeren Probleme:[356] Die Selbstverpflichtungsformel lautet hier:

> οὐδὲν δὲ δώσω φάρμακον αἰτηθεὶς θανάσιμον, οὐδ' ὑφηγήσομαι συμβουλίην τοιήνδε.
>
> Die Übersetzung würde lauten: „Ich werde auch nicht, wenn darum gebeten, ein todbringendes Mittel geben, und werde einen solchen Vorschlag nicht anregen."

Schließlich ist im Jahre 1966 ein Papyrus aus Oxyrhynchus (3. Jh. n. Chr) publiziert worden,[357] der einen Abschnitt des Eides enthält, aber leider zu Beginn des hier in Rede stehenden Textabschnitts eine Lücke aufweist und auch im weiteren Verlauf ergänzungsbedürftig ist. S. Ihm schlägt folgende Lesung vor:[358]

> [οὐ δώσω δὲ ο]ὐδενὶ φάρμα[κον αἰτηθεὶς θανάσ]ιμον οὐδὲ κα[θηγήσομαι συμβου]λίην τ[ο]ιήνδε.
>
> „Nicht werde ich jemandem, wenn darum gebeten, ein tödliches Mittel geben, und nicht werde ich einen solchen Vorschlag auf den Weg bringen."

Wie ist dieser Text in seinen verschiedenen Varianten zu verstehen? Lange Zeit hat man ihn ausschließlich als Verbot ärztlicher Beihilfe zum Selbst-

---

353 K. Sier, Zu Lysias 12, 47 und zum hippokratischen Eid, Hermes 134, 2006, 493.

354 Denkbar wäre auch die Übersetzung des ersten οὐδέ als „nicht einmal" (E. Schwytzer, Griechische Grammatik II, München 1950, 597), so daß die Übersetzung lauten könnte (mit Änderungen nach Rütten 1997, 73): „Ich werde niemandem, nicht einmal wenn darum gebeten, ein todbringendes Mittel geben ..." Diese Übersetzungsvariante wählt Schubert (2005, 9), obwohl Rütten, dessen Überlegungen sie (72f.) wörtlich (jedoch fehlerhaft: nicht „das zweite οὐδέ ist problematisch" – so Schubert 2005, 22 –, sondern allein das erste) übernimmt, der anderen Variante (οὐδέ als Verstärkung der Negation, daher unübersetzt) eindeutig (und mit Recht) den Vorzug gibt (Rütten, 1997, 77).

355 So Ihm (2002, 672) und Sier, Lysias (oben Anm. 353) 493.

356 Der Ambrosianus hat nicht das οὐδενὶ; siehe die Synopse bei Ihm 2002, 673.

357 P. Oxy 2547. Auch der fragmentarisch erhaltene Text P. Oxy 437 bezieht sich auf das im Eid verankerte Verbot, ein todbringendes Mittel zu verabreichen; vgl. dazu zuletzt Manetti 2007, 308f.

358 Ihm 2002, 673.

mord, das heißt als Verbot (aktiver oder passiver) Sterbehilfe gedeutet.[359] Gegen diese Deutung nun hat vor kurzem Thomas Rütten engagiert Stellung bezogen und dafür plädiert, in dem besagten Satz allein ein Verbot des von Ärzten begangenen Giftmordes zu sehen.[360] Seine Argumente sind die folgenden: Erstens hätten die neueren Selbstmordforschungen, insbesondere diejenigen von A. van Hooff, gezeigt, daß keineswegs in signifikanter Häufung der Suizid „die ‚ultima ratio' kranker Menschen gewesen" sei.[361] Zweitens sei Gift nur eine seltene Selbsttötungsmethode gewesen. Und drittens lasse sich kaum ein Fall tatsächlich nachweisen, in dem „‚inpatientia' als Motiv und Gift als Methode einer Selbsttötung zusammentreffen."[362]

Keiner dieser Einwände ist tatsächlich stichhaltig. Schon die bisher dargelegte Evidenz hat zweifelsfrei erwiesen, daß Krankheit, physische und psychische Leiden (die im hohen Alter besonders gehäuft auftraten) und das Motiv der Selbsttötung in der griechischen Geschichte eine bekannte Disposition (und Denkfigur) darstellen, die nur zwei (!) von Rütten diskutierten Fälle[363] aus der griechischen Zeit stellen eine unzureichende Materialbasis dar; den hier (von Plutarch beschriebenen) diskussionswürdigen Fall von Dionysios I.[364] kennt Rütten zum Beispiel nicht. Darüber hinaus diskutiert er noch drei Fälle aus der römischen Zeit. Schon jetzt sei im Vorgriff auf das siebte Kapitel dieses Buches darauf hingewiesen, daß allein die Evidenz zum (versuchten oder vollendeten) römischen Alterssuizid eine durchaus aussagekräftige Dokumentation von Fällen ergibt, in denen die

---

359 Rütten 1997, 69. Diese Interpretation haben vor allem L. Edelstein (The Hippocratic Oath. Text, Translation and Interpretation, Baltimore 1943 und öfter) und in seiner Nachfolge „ungezählte andere Autoren" (Rütten 1997, 69) vertreten. Auf ausführlichere bibliographische Nachweise, die bequem bei Rütten (ebenda 68ff.) zu ermitteln sind, kann hier verzichtet werden. Nachgetragen seien jedoch noch Carrick 2001, 83ff. (der überdies – mit Modifikationen – an der These Edelsteins festhält, der Eidestext sei zumindest teilweise unter pythagoräischem Einfluß entstanden) und D. Beckmann, Hippokratisches Ethos und ärztliche Verantwortung. Zur Genese eines anthropologischen Selbstverständnisses griechischer Heilkunst im Spannungsfeld zwischen ärztlichem Können und moralischer Verantwortung, Frankfurt am Main 1995, 331ff.

360 Rütten 1997, 78ff.

361 Rütten 1997, 79.

362 Rütten 1997, 80.

363 Rütten 1997, 81ff. (Antipatros von Tarsos – siehe oben S. 69 – und Erasistratos – siehe oben S. 69f.).

364 Plut. Dion. 6, 2; vgl. oben S. 60.

ärztlich assistierte Selbsttötung erwogen oder nachweislich praktiziert wurde.[365]

Der zweite Einwand Rüttens, die Einnahme von Gift sei eine eher selten gewählte Methode der Selbsttötung gewesen, greift angesichts der ohnehin relativ geringen Zahl gut bekannter Fälle des Suizids ebenfalls nicht, zumal oft die Art und Weise, wie der Suizid versucht oder vollzogen wurde, unklar bleibt. Im übrigen ignoriert diese Überlegung Rüttens den expliziten Hinweis des Plinius, daß Gift ein prominentes und von den Menschen häufig gewähltes Mittel war, um dem Leben zu entkommen: „Ja man kann sogar glauben, daß sie (sc. die Erde) die Gifte nur aus Mitleid mit uns erzeugt hat, damit uns nicht, wenn wir des Lebens überdrüssig sind, der Hunger, eine den Verdiensten der Erde ganz unangemessene Todesart, in langsamem Siechtum zehre, oder ein Abgrund den zerschmetterten Körper zerstreue; damit die Strafe des Stricks uns nicht vorzeitig quäle durch Abschnüren des Atems, für den wir doch einen Ausweg suchen sollten; damit nicht, indem wir in Wasserstiefe den Tod suchen, unser Begräbnis dem Fraß der Fische zuteil werde, und daß nicht die Qual des Eisens unseren Leib zerreiße. So ist es: aus Mitleid erzeugt sie, was wir mühelos mit einem Schluck einnehmen und wodurch wir, ohne den Körper zu verletzen, ohne allen Blutverlust, ohne Qual sterben könnten, Dürstenden ähnlich, so daß, wenn wir auf diese Weise den Tod gefunden haben, kein Vogel, kein Tier uns berühre und, wer sich selbst gestorben, der Erde erhalten bleibe."[366]

Und mit diesen Hinweisen ist bereits auch das dritte Gegenargument Rüttens weitgehend entkräftet. Daß Ärzte Giftmord begingen oder Beihilfe dazu leisteten oder im Verdacht standen, zu derartigen Verhaltensweisen jederzeit bereit zu sein, soll selbstverständlich hier gar nicht in Abrede gestellt werden,[367] doch daß dies der ausschließliche oder auch nur primä-

365 Siehe unten S. 108ff. Nur am Rande sei vermerkt, daß man von *dem* Arzt in der Antike nur mit Vorbehalten sprechen kann. Denn man müßte, wenn es das Quellenmaterial zuließe, zumindest zwischen den professionellen, voll ausgebildeten Ärzten, den ‚Amateurärzten' (φιλίατροι, φιλιατροῦντες) und den Laien (ἰδιῶται) unterscheiden, siehe U. und D. Hagedorn, Thessalos über die Amateurärzte, in: H. Harrauer/R. Pintaudi (Hrsgg.), Gedenkschrift Ulrike Horak (P. Horak), Florenz 2004, 5–8.

366 Plin. n. h. 2, 156f.: „quin et venena nostri miseritam instituisse credi potest, ne in taedio vitae fames, mors terrae meritis alienissima, lenta nos consumeret tabe, ne lacerum corpus abrupta dispergerent, ne laquei torqueret poena praepostera incluso spiritu, cui quaereretur exitus, ne in profundo quaesita morte sepultura pabulo fieret, ne ferri cruciatus scinderet corpus. ita est: miserita genuit id, cuius facillimo haustu inlibato corpore et cum toto sanguine exstingueremur, nullo labore, sitientibus similes, qualiter defunctos non volucres, non ferae attingerent terraeque servaretur qui sibi ipsi periisset."

367 Rütten 1997, 88–90.

re Punkt gewesen ist, auf den der zitierte Eidestext gezielt habe, scheint mir sehr unwahrscheinlich zu sein. Und dies um so mehr, als der Eidestext keinesfalls ein eindeutiges Verständnis in diesem Sinne nahelegt – ein Verbot, einen Mord an Dritten zu begehen, hätte sehr leicht sehr viel deutlicher formuliert werden können. Denn die entscheidende Frage lautet doch: Wer ist aktiver Urheber des passivischen αἰτηθείς? Nach Rüttens Giftmordtheorie müßte es zwingend und ausschließlich ein Dritter sein, der den Arzt zum Mord anstiftet, nicht etwa das potentielle ‚Opfer' selbst. Doch ein derartiges Verständnis des Textes drängt sich nun gerade nicht unmittelbar auf. Denn liegt nicht angesichts des Wortlautes die Annahme weitaus näher, daß der potentielle Empfänger des φάρμακον θανάσιμον selbst der Fragende beziehungsweise Bittende ist? Ebendiese Annahme hat jüngst in zwei neueren Beiträgen A. van Hooff auszuschließen versucht.[368] Nach seiner Argumentation hätten der potentielle Empfänger des tödlichen Mittels, der im Dativ steht (οὐδενί), und der um das Mittel Bittende im selben Kasus stehen „müssen"[369], wenn es sich um dieselbe Person handeln würde. Da dies nicht der Fall ist – αἰτηθείς, das passivische Partizip des Aorists, bezieht sich auf den Arzt, der gebeten wird – , gebe es, so van Hooff, „sprachlich keine Verbindung zwischen demjenigen, dem das Gift nicht verabreicht werden soll, und demjenigen, der bittet."[370] Van Hooffs bestenfalls plausible, aber keinesfalls zwingende sprachliche Überlegung greift jedoch nicht, vielmehr läßt sich gerade die bewußte Wahl der passivischen Form αἰτηθείς ausgezeichnet damit begründen, daß offenbar gezielt offengelassen werden sollte, wer nach dem tödlichen Medikament fragte: einer, der aus dem Leben scheiden möchte, oder ein Dritter, der einen aus dem Leben beseitigen lassen oder auch nur einem zum Tod Entschlossenen Hilfe zur Realisierung dieses Entschlusses zukommen lassen möchte. Denn die eidliche Selbstverpflichtung, tatsächlich niemandem ein tödliches Mittel zu geben, impliziert natürlich auch (ganz im Sinne Rüttens und van Hooffs), daß ein Giftmord kategorisch abgelehnt und ausgeschlossen wird. Nach der umgekehrten Interpretation, die Rütten und neuerdings van Hooff engagiert vertreten, wäre die auf das eigene Verlangen des potentiellen Selbstmörders an diesen erfolgte Weitergabe des tödlichen Medika-

368 van Hooff 2004, 983; dieselbe Argumentation in: van Hooff 2001, 87f.; und schließlich – kürzer – jetzt noch in: van Hooff 2005, 33; siehe ferner A. van Hooff/O. Wenskus, s. v. Selbstmord, in: Leven 2005, 795.

369 So ausdrücklich van Hooff 2001, 97 Anm. 48.

370 van Hooff 2001, 97; inzwischen (van Hooff 2004, 983) formuliert er etwas vorsichtiger: „The person who requests is not necessarily the person to whom the poison is (not) given."

mentes gar nicht Gegenstand des Eidestextes und damit ethisch und moralisch implizit geradezu zugelassen gewesen![371]

Man sollte an dieser Stelle also festhalten, daß der Eidestext sich zumindest *auch* gegen die ärztliche Beihilfe zur Selbsttötung (und zugleich natürlich gegen die aktive Tötung durch den Arzt) richtete,[372] und dies führt unweigerlich auf die Frage, warum ein derartiger Text in derart auslegungsbedürftiger Form (als Eid!) entstanden und über viele Jahrhunderte bis in die Spätantike und darüber hinaus tradiert worden ist, wobei – und das sei mit Nachdruck hervorgehoben – zwar unterschiedliche Textvarianten entstanden, der hier in Rede stehende Abschnitt mit der definitiven Ablehnung einer ärztlichen Weitergabe des φάρμακον θανάσιμον aber

371 Daher widerspricht auch nicht Rüttens Hinweis (Rütten 1997, 88f. mit Anm. 80) auf eine hexametrische Fassung des Eides der hier favorisierten Interpretation, denn darin heißt es auch nur, daß der Arzt sich nicht durch Geschenke dazu bringen lassen werde, „einem Manne Gift zu geben, verderbliches, was bestimmt lebensvernichtendes Leid anzutun weiß" (... καὶ ἀνέρι φάρμακα δοῦναι λυγρά, τάπερ κακότητα θυμοφθόρον οἶδεν ὀπάζειν). Es wird eben jegliche Tötung eines Menschen durch ärztliche Giftvergabe ausgeschlossen! Van Hooff dagegen meint, die ärztliche Hilfeleistung der antiken Ärzte zum Suizid sei geradezu alltäglich und daher gar nicht kritikwürdig gewesen: „There is ample positive proof that ancient doctors were ready to assist in suicide" (van Hooff 2004, 984; ähnlich van Hooff 2001, 99). Selbst wenn es diese angeblich breite Evidenz gäbe (van Hooff jedoch führt als Beleg für ‚ample positive proof' allein die ärztliche Hilfe bei Senecas erzwungenem Selbstmord an: Tac. ann. 15, 60–64 – vgl. Rütten 1997, 85f. –, wobei sich ohnehin die Frage stellt, ob nicht auch diese ärztliche Assistenz primär aus kaiserlichem Zwang resultierte, also nichts über eine freie ärztliche Haltung aussagt – so im übrigen auch Gourevitch 1969, 507f.), so wäre damit doch keineswegs bewiesen, daß sich der hippokratische Eid nicht auch gegen diese Haltung gerichtet hätte, im Gegenteil: Nach meiner gleich noch näher zu erläuternden Deutung muß es ja in der Tat eine zahlenmäßig signifikante Form ärztlicher Hilfeleistungen zum Suizid gegeben haben, da nur so das entsprechende Verbot im hippokratischen Eid erklärbar ist!

372 So anscheinend auch Schubert (2005, 22 und öfter), die ohne weitere Diskussion von der Ablehnung der ärztlichen „Beihilfe zu Selbstmord, Mord und Abtreibung" spricht (ebenso übrigens Carrick 2001, 95). In ihrer (gemeinsam mit U. Huttner erstellten) Textsammlung zur antiken Frauenmedizin (Ch. Schubert/U. Huttner, Frauenmedizin in der Antike, Düsseldorf/Zürich 1999) findet sich einmal der Hinweis auf „die Ablehnung einer Beihilfe zum Mord/Selbstmord" im Eid (491), an anderer Stelle (496) ermittelt sie nur eine „ablehnende Haltung zur Sterbehilfe." Ohne auf die Forschungsdiskussion einzugehen, interpretiert auch Lebek 2002, 265, den hier in Rede stehenden Abschnitt des Eides in unserem Sinne: „Denn er verpflichtete die Ärzte dazu, keine Selbsttötung medikamentös zu unterstützen." Ebenso jetzt Sieprath 2008, 48f. und Benzenhöfer 2009, 35f.

niemals fehlte![373] Schubert formuliert apodiktisch, aus der Eidformulierung ergäbe sich „nicht die Frage, ob eine solche explizite Ablehnung auf eine allgemeine Praxis schließen läßt,“[374] vielmehr offenbare der Eid eine „partiell sehr einseitige Ausrichtung auf eine Ethik, die für die Antike nie repräsentativ war“, und spiegele eine „Mentalität, die nicht vor dem späten Hellenismus und der frühen Kaiserzeit nachweisbar ist.“[375] Das sind angesichts der gesamten Überlieferungssituation zur medizinischen Ethik (gerade auch mit Blick auf die vor- und frühhellenistische Zeit)[376] Äußerungen von erstaunlicher Sicherheit und Eindeutigkeit, denn vielleicht hätte sich an dieser Stelle der vorsichtigere Konjunktiv doch eher angeboten als der von keinem gedanklichen Zweifel getrübte Indikativ. Und überdies fragt man sich, warum das viel näher Liegende hier nicht tatsächlich naheliegen soll, daß nämlich der Eidestext eine (unter welchen Umständen und in welchen Entwicklungsstufen auch immer entstandene) Reaktion auf bekannte oder jedenfalls vermeintlich voraussehbare Phänomene dargestellt haben wird. Es geht also um „one of the most difficult problems concerning the Oath: its Sitz im Leben!“[377]

Zu diesem Problem hat vor kurzem H. von Staden einen bedeutenden Beitrag geleistet, dessen Ergebnisse nicht recht zu der von Ch. Schubert vertretenen Einschätzung passen wollen.[378] Die leitende Frage für von Staden ist diejenige „whether there is any continuity between the Oath and Hellenistic or Roman views on the relation of moral character to professional competence.“[379] Den zentralen Ausgangspunkt für von Staden bietet im Eidestext dabei der Paragraph 5:

> ἁγνῶς δὲ καὶ ὁσίως διατηρήσω βίον ἐμὸν καὶ τέχνην ἐμήν („In reiner und heiliger Weise werde ich mein Leben und meine Kunst bewahren.“)[380]

---

373 So auch Schubert 2005, 27. 67. Jüngst haben Ch. Schubert und R. Scholl noch einmal die disparate Überlieferung zum hippokratischen Eid kritisch gesichtet und deutlich machen können, daß es ‚den‘ (einen) Eid wohl gar nicht gegeben hat: Ch. Schubert/R. Scholl, Der Hippokratische Eid: Wie viele Verträge und wie viele Eide?, Medizinhistorisches Journal 40, 2005, 247–273.

374 Schubert 2005, 23.

375 Schubert 2005, 67; ähnlich bereits Schubert/Huttner, Frauenmedizin (oben Anm. 372) 1999, 496.

376 von Staden 1997, 165: „The fragments of Hellenistic medical ‚schools‘ offer scant evidence concerning ethics and deontology.“

377 So H. von Staden in einem Diskussionsbeitrag, in: Flashar/Jouanna 1997, 197.

378 von Staden 1997. Siehe auch bereits von Staden 1996.

379 von Staden 1997, 158.

380 Nach der Textversion bei Schubert 2005, 8f.

Hier wird explizit ein enger Zusammenhang zwischen dem professionellen Tun des Arztes (τέχνη) und seiner außerberuflichen Lebensführung (βίος) hergestellt, und zugleich werden beide Bereiche einer strikten ethisch-moralischen Wertung unterzogen. Von Staden führt nun eine in der Summe beeindruckende epigraphische Evidenz (vom 3. bis zum 1. Jh. v. Chr.) an, die ebendiese Verbindung von ‚techne' und ‚bios' bei Ärzten betont. In erster Linie handelt es sich dabei um Ehreninschriften wie etwa die folgende aus dem kretischen Aptera.[381] Darin wird der Arzt Kallippos aus Kos geehrt, unter anderem für sein vorzügliches Verhalten κατά τε τὸμ βίον καὶ τὰν τέχναν. Dieser Wertschätzung aus doppelter Perspektive entspricht es, wenn in anderen Dekreten Ärzte belobigt werden, da sie zum einen als ἰατρὸς ἀγαθός und zum anderen als ἀνὴρ ἀξιόλογος herausragendes Prestige besäßen.[382] Sollte eine dem Arzt Erasistratos (ca. 320–240 v. Chr.)[383] zugeschriebene Aussage in den „Quaestiones medicae" des Pseudo-Soranus tatsächlich aus dessen Feder stammen, so hätten wir hier noch eine zusätzliche, gewissermaßen medizinisch-autoritative Bestätigung (aus frühhellenistischer Zeit!) für die quasi allgemein verbindliche Geltung dieser doppelten Qualitätsforderung an den Arzt:

> „Disciplinarum autem ceterarum minime sit expers (sc. medicus), sed et circa mores habeat diligentiam. iuxta enim Erasistratum felicissimum quidem est ubi utraeque res fuerint, uti et in arte sit perfectus et moribus sit optimus."[384]

Aber auch wenn die Authentizität des Erasistratos-Fragments ungesichert ist, so kann dennoch angesichts der epigraphischen Evidenz kaum ein ernsthafter Zweifel daran bestehen, daß der in römischer und hellenistischer Zeit deutliche „close link between character and competence" des Arztes „already took root in medicine of the classical period and found

381 Inscr. Cret. II 3, 3; von Staden 1997, 166f.

382 Inscr. Cret. IV 168, Z. 21–24 (aus Gortyn, 3. Jh. v. Chr., für den Arzt Hermias aus Kos); vgl. auch (für denselben Hermias) Inscr. Cret. I 8, 7, 11 = SIG 3. Auflage 528 (aus Knossos).

383 Zu ihm siehe oben S. 69f.

384 Erasist. frgm. 31: „Der Arzt möge keineswegs unberührt sein von den übrigen Unterweisungen, sondern er soll auch den sittlichen Grundsätzen Aufmerksamkeit widmen. Denn gemäß Erasistratos steht es doch am glücklichsten, wo beides vorhanden ist, so daß er in der Ausübung seiner Kunstfertigkeit vollkommen und in seiner charakterlichen Haltung vorzüglich ist"; vgl. von Staden 1997, 170f. Garofalo bezweifelt in seinem Kommentar zu dem Erasistratos-Frgm. 31 dessen Authentizität (p. 70) und hält dieses Zeugnis für „un autoschediasma che non mi pare conciliabile con la figura del fisiologo Erasistrato."

concise yet profound expression at the very centre of the Hippocratic Oath.“[385]

Welche Folgerungen lassen sich aus den bisherigen Beobachtungen ziehen? Man wird feststellen dürfen, daß – wie die doppelte Orientierung an fachlicher Kompetenz und charakterlicher Integrität im Paragraphen 5 – auch die ärztliche Selbstverpflichtung im Paragraphen 4 des hippokratischen Eides, die Weitergabe von tödlichen Mitteln zu unterlassen, mit der sozialen Realität zusammenhängt und folglich ein Indiz dafür darstellt, daß ebendiese Vergabe todbringender Pharmaka eine häufiger nachgefragte Praxis gewesen sein dürfte, denn dem Eid zu entnehmende Wertvorstellungen scheinen keineswegs isoliert dastehendes oder gar esoterisches Gedankengut zu bilden. Zwar gibt H. von Staden mit Recht zu bedenken, daß sich nur „schwer feststellen läßt“, ob die freiwilligen eidlichen Selbstverpflichtungen „tatsächlich als ‚Antwort‘ auf von der ‚Öffentlichkeit‘ oder von der ‚Gesellschaft‘ erhobene Erwartungen beziehungsweise Forderungen verstanden werden“ dürfen,[386] aber gewisse Realitätsbezüge wird man nun doch mit einiger Zuversicht annehmen dürfen. Dafür spricht schließlich auch noch eine Äußerung des kaiserzeitlichen Medizinschriftstellers Aretaios in einem Kapitel über den Ileus: „Zwar erscheint das Sterben den Gequälten als Glück. Doch ist der Arzt nicht berechtigt, dieses herbeizuführen.“[387] Offensichtlich reagiert Aretaios mit diesem Hinweis auf tatsächlich entstandene Konfliktsituationen. Und da nachweislich gerade bei alten Menschen, die unter schweren Krankheiten und Schmerzen litten, der Todeswunsch besonders ausgeprägt war, bildet wohl auch der offensichtlich bis in die Spätantike hinein stets aktuell gebliebene hippokratische Eid einen diskreten Hinweis (nicht nur, aber auch) auf die Bedeutung des antiken Alterssuizids. Das aus römischer Zeit zu ermittelnde Material wird diese Annahme, wie sich zeigen wird, zusätzlich untermauern können.

385 von Staden 1997, 195.
386 von Staden, Diskussionsbeitrag, in: Flashar/Jouanna 1997, 205f.
387 Aret. 6, 5, 1 (p. 133 Hude): ἐπεὶ καὶ τὸ θνῄσκειν τοῖς μὲν ὧδε πονέουσι εὐδαιμονίη· τῷ ἀρχιητρῷ δὲ οὐ θέμις πρήσσειν.

6. SENECTUS, TAEDIUM VITAE UND MORS VOLUNTARIA

„Any attempt to view the numerous individual instances of suicide recorded in our Latin sources as a coherent whole must begin with an analysis of the treatment of suicide and self-killing in the philosophical works of Cicero.“ [388] Dies muß für die in diesem Buche verfolgten Zwecke nicht in umfassender Weise geschehen,[389] doch es sei auch ohne eine detaillierte Einzelanalyse aller Stellen bereits vorab zweierlei festgehalten: Erstens läßt die Bedeutung des Themas in den ciceronischen Schriften die begründete Vermutung zu, daß tatsächlich der Selbstmord einen prominenten Gegenstand der zeitgenössischen Diskussion darstellte, und zweitens läßt sich keine einheitliche, in sich stimmige und widerspruchsfreie Position Ciceros zum Suizid ermitteln. Dies liegt nicht zuletzt darin begründet, daß Cicero als Vermittler und Rezipient der verschiedenen griechischen philosophischen Richtungen und Schulen in seinen Schriften häufig deren Position von einzelnen (vermeintlichen) historischen Persönlichkeiten vertreten läßt, deren Aussagen meist von Cicero selbst formuliert, also nicht einfach aus griechischen Vorlagen übersetzt worden sind und (auch) dazu dienen, die Zitierenden durch ihre eigenen Reden zu charakterisieren. Allzu häufig wird in der modernen wissenschaftlichen Literatur diese individuelle Gebundenheit und der Fiktionalisierungsgrad einzelner Äußerungen, die dann einfach als ciceronisch klassifiziert werden, übersehen,[390] und erst jüngst hat Lothar Spahlinger in einer gründlichen Untersuchung „zu Form und Funktion des Zitats in den philosophischen Dialogen Ciceros“ [391] diesen grundlegenden methodischen Fehler herausgearbeitet und eine angemessenere Analyse versucht, die auch die ‚fiktionale Ebene des Zitats‘ berücksichtigt, also „die Funktion eines Zitats in der Dialogfiktion.“ Dies bedeute auch, stets „die Unterscheidung von der Dialogperson als im Rahmen der philosophischen Argumentation Zitierenden und dem Autor der Dialogfiktion, Cicero also,“ im Auge zu behalten.[392] Unter diesen Prämissen sollen

388 Hill 2004, 31.
389 Zuletzt hat dies Hill (2004, 31–71) versucht.
390 Siehe in diesem Sinne etwa Droge/Tabor 1992, 32ff.
391 Spahlinger 2005.
392 Spahlinger 2005, 23.

im folgenden einige einschlägige Abschnitte aus den philosophischen Dialogen Ciceros betrachtet werden.

Auf die Schrift „Cato maior de senectute" ist bereits ausführlicher eingegangen worden.[393] Hier sei nur nochmals hervorgehoben, daß Cicero den älteren Cato kaum zufällig die „adpropinquatio mortis" als Schluß- und Höhepunkt seiner Auseinandersetzung mit Vorbehalten gegen das Alter wählen läßt.[394] Und wenn Cato ausdrücklich darauf insistiert, daß alte Menschen den kurzen letzten Lebensrest („illud breve vitae reliquum") nicht ohne Grund („nec sine causa") aufgeben dürften,[395] so wird auch das Gründe haben müssen, die eben in der häufiger vertretenen (oder gar praktizierten) Haltung dieser Art liegen werden. Und da schließlich Spahlinger verdeutlichen kann, daß im „Cato maior de senectute" tatsächlich eine deutliche „Affinität" besteht zwischen Cicero und dem fiktiven Redner Cato, „dem Cicero seine eigene Auffassung *de senectute* in den Mund legt,"[396] darf vielleicht mit aller gebotenen Zurückhaltung auf einen gewissen Realitätsbezug der Ablehnung des Alterssuizids geschlossen werden.

Von überragender Bedeutung für die römische Konzeption des Selbstmordes der späten Republik ist freilich nicht der ältere, sondern der jüngere Cato (Uticensis).[397] Die von ihm geradezu idealtypisch verkörperte Variante des heroischen noblen Freitodes spielt für die hier im Mittelpunkt stehende Frage nach Vorkommen und Modalitäten des Alterssuizids keine größere Rolle, doch die um seine Person kreisenden Äußerungen in den ciceronischen Philosophica weisen zum Teil auch über den individuellen Fall und seine Besonderheiten hinaus. Dies gilt zum Beispiel für die einschlägigen Aussagen in den „Tusculanae disputationes."

Dieses besonders reich mit Zitaten philosophischer Autoritäten versehene Werk[398] bietet im dritten Abschnitt des ersten Hauptteils (I 50–75) einen weit ausholenden, eng an Platon angelegten Beweisgang über die Unsterblichkeit der Seele, mit direkt aus dem „Phaidon" abgeleiteten Folgerungen für die Haltung gegenüber dem Tod (I 71–74). Der (ciceronische) jüngere Cato figuriert mit seiner Todesverachtung hier als römisches Pendant zum platonischen Sokrates,[399] und in Tusc. I 74 bietet Cicero dann seinen eige-

---

393 Siehe oben S. 20.
394 Cic. sen. 66ff.
395 Cic. sen. 72.
396 Spahlinger 2005, 64.
397 Statt langer Literaturlisten sei hier nur der grundlegende Aufsatz von Griffin 1986 hervorgehoben sowie ferner die bei Spahlinger (2005, 104 Anm. 148) verzeichneten Titel; siehe jetzt überdies noch Reydams-Schils 2005, 45f. und öfter und besonders Müller 2003, 50ff.
398 Spahlinger 2005, 132–172; Hill 2004, 48ff.; Lefèvre 2008, 46–51.
399 Spahlinger 2005, 154.

nen Kommentar zum Selbstmörder Cato und zum Problem der Legitimität des Suizids:

> „Sed haec et vetera et a Graecis. Cato autem sic abiit e vita, ut causam moriendi nactum se esse gauderet. vetat enim dominans ille in nobis deus iniussu hinc nos suo demigrare; cum vero causam iustam deus ipse dederit ut tunc Socrati, nunc Catoni, saepe multis, ne ille me Dius Fidius vir sapiens laetus ex his tenebris in lucem illam excesserit, nec tamen ille vincla carceris ruperit (leges enim vetant), sed tamquam a magistratu aut ab aliqua potestate legitima, sic a deo evocatus atque emissus exierit."

> „Doch dies sind alte und griechische Dinge. Cato aber ist derart aus dem Leben abgeschieden, daß er sich freute, eine Ursache des Sterbens gefunden zu haben. Denn der in uns regierende Gott verbietet es, ohne seinen Befehl von hier aus wegzuwandern. Wenn aber die Gottheit selbst eine gerechte Ursache gegeben hat, wie damals dem Sokrates, später dem Cato, oftmals vielen, dann wird, bei Gott, der Weise heiter aus dieser Finsternis in jenes Licht übergehen; er wird nicht die Ketten des Gefängnisses zerbrechen – denn dies verbieten die Gesetze – sondern wie von der Behörde oder einer anderen gesetzlichen Macht, so wird er, von Gott aufgerufen und entlassen, aus dem Leben scheiden."

Besondere Hervorhebung im vorliegenden Zusammenhang verdient der kleine Einschub „saepe multis": Cicero suggeriert hier beiläufig eine Prominenz (oder gar, konkreter gefaßt, numerische Häufigkeit) des Phänomens Selbstmord, die bemerkenswerterweise auch anderenorts in seinen Schriften begegnet. So läßt er in „De re publica" Laelius folgendes sagen:[400]

> „Aber diesen Strafen, die auch die Dümmsten spüren, Armut, Verbannung, Kerker, Schlägen, werden einzelne oft (saepe) entgehen, da ein schneller Tod möglich ist. Staaten aber ist gerade der Tod, der die einzelnen von der Strafe zu befreien scheint, Strafe; es muß nämlich ein Staat so eingerichtet sein, daß er ewig ist. Deshalb gibt es keinen natürlichen Untergang eines Gemeinwesens wie den eines Menschen, bei dem der Tod nicht nur notwendig, sondern auch häufig (persaepe) wünschenswert ist."

Zwar geht es hier konkret um den Suizid von Angeklagten bzw. Verurteilten im Angesicht der drohenden Bestrafung, doch ist Cicero auch die „doloris causa" begangene (oder zu begehende) Selbsttötung geläufig

---

400 Cic. de rep. III 34 : „Sed his poenis quas etiam stultissimi sentiunt, egestate, exsilio, vinculis, verberibus, elabuntur saepe privati oblata mortis celeritate, civitatibus autem mors ipsa poena est, quae videtur a poena singulos vindicare; debet enim constituta sic esse civitas ut aeterna sit. itaque nullus interitus est rei publicae naturalis ut hominis, in quo mors non modo necessaria est, verum etiam optanda persaepe."

(Tusc. II 67):[401] „So siehst auch Du, wohin Du fliehen kannst, wenn Dich rauhe und scheußliche Schmerzen bedrängen, so große, daß Du sie nicht auszuhalten vermagst."

Und in seiner bereits früher angesprochenen Schrift „De finibus bonorum et malorum" legt Cicero dem Epikureer L. Manlius Torquatus (der übrigens als historische Person nach Thapsus im Jahr 46 v. Chr. Selbstmord beging)[402] die Einschätzung in den Mund, daß der Selbstmord zulässig sei, wenn das Leben allzu unerträglich geworden (und das epikureische Lebensideal der Schmerzfreiheit nicht mehr einzuhalten) sei:[403] „animo aequo e vita, cum ea non placeat, tamquam e theatro exeamus."

Im dritten Buch von „De finibus bonorum et malorum" kommt wiederum der jüngere Cato zu Wort[404] und expliziert die stoische Auffassung, daß der Selbstmord dann geboten sei, wenn ein naturgemäßes Leben nicht mehr möglich sei[405] (etwa, wie wir annehmen dürfen, aufgrund von psychischer oder physischer Krankheit).[406] Wenn Cicero verschiedene Äußerungen zum Selbstmord an verschiedene (fiktive) Sprecher bindet, so ist schon dies allein ein Indiz dafür, daß Cicero keine eigene dogmatische Position zu diesem Themenkomplex vertritt. Deutlich wird dies schließlich auch in „De officiis" (1, 112), wo Cicero in einem eigenen Kommentar darauf verweist, daß Individuen zu abweichenden, individuellen Haltungen auch in dieser existentiellen Frage gelangen: „atque haec differentia naturarum tantam habet vim, ut non numquam mortem sibi ipse consciscere alius debeat, alius in eadem causa non debeat."[407]

Während das am Vorbild des jüngeren Cato orientierte und mit dem altersinduzierten Suizid natürlich nicht in Verbindung zu bringende Ideal des im Namen von (republikanischer) Freiheit und Ehre verübten Freitodes vor allem im ersten Jahrhundert n. Chr. allgegenwärtig ist und etwa in

---

401 „... sic urguentibus asperis et odiosis doloribus, si tanti sint, ut ferendi non sint, quo sit confugiendum vides."

402 Spahlinger 2005, 80 (mit Nachweisen in Anm. 58); zur Torquatus-Rede in Cic. de fin. I 29–72: Spahlinger 2005, 75–82.

403 Cic. de fin. I 49; siehe oben S. 52 mit Anm. 222.

404 Spahlinger 2005, 96–108: „Die Rede des Stoikers in ‚De finibus bonorum et malorum'."

405 Cic. de fin. III 60f.; siehe oben S. 54 mit Anm. 231.

406 Reydams-Schils 2005, 46: „Now ... old age, with its increasing debilitating symptoms, could well justify suicide in the Stoics' eyes."

407 „Diese Verschiedenheit der natürlichen Anlagen hat so großes Gewicht, daß bisweilen der eine sich den Tod geben muß, der andere es in derselben Lage hingegen nicht darf." A. R. Dyck (A Commentary on Cicero, De officiis, Ann Arbor 1996, 282) stellt hierzu fest: „A different decision is justified by a difference in the nature of the individuals."

Lucans „De bello civili" epischen Ausdruck findet,[408] gibt es andere Hinweise auf die ungebrochene alltägliche Aktualität der Selbstmordproblematik. Lukrez etwa beschreibt – interessanterweise auch unter Verwendung des Wörtchens „saepe" – die offenbar verbreitete (und als widersinnig kritisierte) Neigung, aus Todesfurcht in den Tod zu gehen:[409]

> „et saepe usque adeo, mortis formidine, vitae
> percipit humanos odium lucisque videndae,
> ut sibi consciscant maerenti pectore letum
> obliti fontem curarum hunc esse timorem."

Breitesten Raum jedoch nimmt die Suizidproblematik im Oeuvre Senecas ein, der sowohl stoisches als auch epikureisches Gedankengut rezipiert.[410] Todesfurcht, die Bedeutung des Todes, die Freiheit zum Selbstmord und Diskussionen um den rechten Zeitpunkt und die akzeptablen Voraussetzungen zum Vollzug des Suizids werden vor allem in den „epistulae morales", aber auch in seinen „dialogi" häufig und ausführlich thematisiert. Auch hier lohnt es, besondere Aufmerksamkeit den ‚kleinen Wörtern' zu widmen. So richtet Seneca in ep. 24, 11 folgende Worte an Lucilius: „Respice ad haec nostra tempora...: omnis ordinis homines suggerunt, omnis fortunae, omnis aetatis qui mala sua morte praeciderint."[411] Und wieder begegnet das Adverb „saepe" als Hinweis auf die weite Verbreitung des Phänomens: „Est enim, mi Lucili, ut ad alia, sic etiam ad moriendum inconsulta animi inclinatio, quae saepe generosos atque acerrimae indolis viros corripit, saepe ignavos iacentesque: illi contemnunt vitam, hi gravantur."[412]

---

408 Vgl. Hill 2004, 213–236. Zum Motiv des Suizids bei Lucan und weiteren Vertretern der nachaugusteischen Epik (Valerius Flaccus, Statius, Silius Italicus) siehe jetzt noch Th. Gärtner, Selbstmord in der römischen Epik der nachaugusteischen Zeit, Acta Ant. Hung. 48, 2008, 365–385.

409 Lucr. rer. nat. 3, 79–82: „Und oft ergreift so sehr die Menschen aus Furcht vor dem Tode Haß gegen das Leben und den Anblick des Lichtes, daß sie sich selbst den Tod antun, weil sie traurigen Herzens vergessen, daß gerade diese Furcht die Quelle ihrer Leiden ist."

410 Sen. ep. 8, 7: „adhuc Epicurum compilamus." Siehe besonders zum Stoiker Seneca, der immer wieder Epikur zitiert, Hill 2004, 145–149; ferner Grisé 1982, 206ff. Erstaunlicherweise findet sich in dem mehr als tausend Seiten umfassenden Werk von J. Wildberger, Seneca und die Stoa: Der Platz des Menschen in der Welt, 2 Bde., Berlin/New York 2006, fast nichts zu unserem Thema (siehe allenfalls die Seiten 292–294).

411 „Blick hin auf diese unsere Zeit ...: Menschen jeden Standes wird sie aufweisen, jedes Schicksals, jedes Alters, die ihr Unglück durch den Tod abgekürzt haben."

412 Sen. ep. 24, 25: „Es gibt nämlich, mein Lucilius, wie zu anderem, so auch zum Tode eine unbedachte seelische Neigung, die oft edle und charaktervoll veranlagte Männer erfaßt, oft untätige und darniederliegende: jene verschmähen das Leben, diese fühlen sich beschwert."

Was ‚oft' vorkommt, muß ‚viele' betreffen: „Multi sunt, qui non acerbum iudicent vivere, sed supervacuum."[413]

Wenn man diese Zeilen ernst nehmen darf – und dagegen sprechen keine gewichtigen Gründe –, so gab es in der frühen Kaiserzeit nicht nur die von Tacitus und anderen geschilderten, häufig politisch motivierten Selbstmorde in den aristokratischen Kreisen,[414] sondern auch in größerer Zahl den weniger spektakulären, krankheits- und/oder altersbedingten sowie aus Lebensüberdruß begangenen Freitod. Dafür lassen sich, wie noch zu zeigen sein wird, in der Tat einige weitere Indizien und Belege beibringen, die zwar vielleicht nicht gleich „das ‚taedium vitae' als Zeitkrankheit"[415] im frühen Prinzipat ausweisen oder gar eine „widespread ‚lust for death'"[416] dokumentieren, aber doch offenbar ein auffälliges soziokulturelles Phänomen belegen können.

Zunächst muß jedoch noch das Oeuvre Senecas eingehender beleuchtet werden. Immer wieder argumentiert Seneca nämlich mit (angeblichen) Erfahrungen aus der Wirklichkeit, so vor allem im 30. Brief, der von Bassus Aufidius handelt, dem „vir optimus", der – gebrochen („quassus") – mit dem Alter ringt („aetati obluctans").[417] Vom Einzelschicksal des Bassus Aufidius abstrahierend führt Seneca seinen Briefpartner auf das weite Feld von Alter, Tod und Selbstmord überhaupt: „Nichts hat, was er hoffen kann, wen das Alter führt zum Tode."[418] Man müsse sich also auf diese „gerechte und unbezwingbare Unausweichlichkeit" (ep. 30, 11 "necessitas aequa et invicta") einlassen, und so „sieht man manche den Tod wünschen, und gewiß mehr, als man nach dem Leben zu verlangen pflegt."[419] Wieder sind es „viele", die Seneca angeblich ihr Leben hat zerbrechen sehen[420] – warum auch nicht? „Offen sind überall Wege zur Freiheit, viele kurze leichte."[421] Und so muß sich der einzelne darin üben, „den Tod zu emp-

413 Sen. ep. 24, 26: „Viele gibt es, die es nicht für bitter halten, zu leben, sondern für überflüssig."

414 Geiger, 1888, 34f.; Hirzel 1908/1967, 107f.; vor allem Müller 2003, 178–278.

415 So Hirzel 1908/1967, 109.

416 Droge/Tabor 1992, 36.

417 Sen. ep. 30, 1; vgl. bereits oben S. 22 und Müller 2003, 161ff.

418 Sen. ep. 30, 4: „nil habet quod speret, quem senectus ducit ad mortem."

419 Sen. ep. 30, 12: „Vides quosdam optantes mortem, et quidem magis quam rogari solet vita."

420 Sen. ep. 30, 15: „Quid ergo? non multos spectavi abrumpentes vitam? Ego vero vidi."

421 Sen. ep. 12, 10: „Patent undique ad libertatem viae multae breves, faciles." Dieser ‚Freiheitsgedanke' ist geradezu das Leitmotiv in Senecas Suizid-Philosophie; siehe etwa auch Sen. de prov. 6, 7: „patet exitus: si pugnare non vultis, licet fugere." („Der Ausgang steht offen: Wenn ihr nicht kämpfen wollt, steht es frei zu fliehen"). Sen. de ira III 15, 3: „ostendemus in omni servitute apertam libertati viam." („Wir werden zeigen, daß in jeder Knechtschaft ein Weg

fangen und, wenn es die Sachlage so empfiehlt, herbeizuholen: es macht keinen Unterschied, ob er zu uns kommt oder wir zu ihm."[422] Suizid wegen Altersschwäche und (Alters-)Krankheit ist ein Phänomen, das Seneca als offenbar gängige Handlungsoption kennt. So würdigt er den heroischen Durchhaltewillen des kranken „senex egregius", der seiner Verwandten und Freunde wegen am Leben bleibt – „ein anderer hätte derartige Qualen bereits beendet."[423]

Zwar favorisiert Seneca nicht grundsätzlich den Freitod im Alter als beste Möglichkeit, sich von der Last eines nicht mehr als lebenswert empfundenen Lebens zu befreien, aber er läßt in seinem 70. Brief, einem zentralen Text seiner Selbstmordphilosophie, diese Haltung explizit zu: „Nicht kannst du also über das Problem eine allgemein gültige Aussage machen, ob der Tod, wenn ihn äußere Gewalt androht, vorweggenommen werden soll oder erwartet: Viele Gründe nämlich gibt es, die für die eine und die andere Seite den Ausschlag geben können. Wenn der eine Tod unter Qualen, der andere einfach und leicht sich vollzieht, warum sollte diesem nicht die Hand nachhelfen dürfen? Wie ich ein Schiff auswählen werde, wenn ich in See gehen, und ein Haus, wenn ich wohnen will, so den Tod, wenn ich aus dem Leben gehen will."[424] Niemand müsse gegen seinen Willen Leid und Qual nicht nur unmittelbar am Lebensende ertragen, sondern auch lange vor dem (natürlichen) Lebensschluß stehe es frei, der Natur seinen eigenen Willen zu diktieren: „Ich soll warten auf einer Krankheit Grausamkeit oder eines Menschen, obwohl ich in der Lage bin, mitten durch die Qualen ins Freie zu gehen und Widerwärtiges beiseite zu stoßen?

---

zur Freiheit offen ist"). Sen. ep. 117, 22: „Nam ut quandoque moriaris, etiam invito positum est; ut cum voles, in tua manu est". („Denn daß du irgendwann einmal stirbst, ist dir auch gegen deinen Willen gesetzt; daß du stirbst, wann du willst, liegt in deiner Hand"). Vgl. allgemein F. F. Schwarz, Der Mensch gehört wesentlich sich selbst. Seneca und Jean Améry über ‚Freiheit und Tod', in: Gymnasium Beiheft 9, 1988, 244–260.

422 Sen. ep. 69, 6: „exerce, ut mortem et excipias et, si ita res suadebit, accersas: interest nihil, illa ad nos veniat an ad illam nos."

423 Sen ep. 98, 15f.: „Nam ipse (sc. senex egeregius) vitae plenus est, cui adici nihil desiderat sua causa, sed eorum quibus utilis est. Liberaliter facit, quod vivit. Alius iam talis cruciatus finisset." Ähnlich siehe auch Sen. ep. 104, 3.

424 Sen ep. 70, 11: „Non possis itaque de re in universum pronuntiare, cum mortem vis externa denuntiat, occupanda sit an exspectanda: multa enim sunt, quae in utramque partem trahere possunt. Si altera mors cum tormento, altera simplex et facilis est, quidni huic inicienda sit manus? Quemadmodum navem eligam navigaturus et domum habitaturus, sic mortem exiturus e vita." Zum 70. Brief Senecas siehe jetzt – mit zahlreichen Erläuterungen und Hinweisen auf literarische Parallelen – die kleine Monographie von Scarpat 2007.

Das ist das einzige, weswegen wir über das Leben nicht klagen können: niemanden hält es."[425]

Seneca hat seine Lucilius-Briefe über Tod, Alter und die Freiheit zum Suizid geschrieben, als er – nach antiken Maßstäben – schon selbst ein „senex" jenseits der sechzig war.[426] Ob und inwieweit er mit seinen Auffassungen irgendeine breitere Wirkung entfaltet hat, läßt sich nicht beurteilen; doch daß zumindest seine explizit aus der Wirklichkeit abgeleiteten Hinweise und Argumente für eine gewisse Bedeutung des ‚alltäglichen Suizids' sprechen, scheint keinem ernsthaften Zweifel unterliegen zu können.

Während die zahlreichen in der Historiographie,[427] in besonderer Häufung bei Tacitus, berichteten Selbstmorde in der Regel politisch bedingt waren und keine Aufschlüsse über Qualität und Quantität des altersinduzierten Suizids bieten,[428] läßt der ältere Plinius mehrfach den Zusammenhang zwischen „senectus", „morbi" und Todeswunsch deutlich werden. Das Greisenalter, so Plinius, werde allzu oft dem länger Lebenden zur Strafe: „so viele Arten der Gefahr, so viele Krankheiten, so viele Ängste, so viele Sorgen, so oft der Ruf nach dem Tode, so daß kein Wunsch häufiger ist."[429] Giftige Mittel, mit welchen Kranke sich den Tod gäben, böten, so

---

425 Sen. ep. 70, 15: „Ego exspectem vel morbi crudelitatem vel hominis, cum possim per media exire tormenta et adversa discutere? Hoc est unum, cur de vita non possimus queri: neminem tenet."

426 Siehe zuletzt den kritischen Überblick, auch über die jüngsten Forschungen, von Evenepoel 2004.

427 Über die ca. dreißig im Geschichtsbuch des Velleius Paterculus geschilderten Selbstmorde im historiographischen Vergleich siehe Schmitzer 2000, 130–149. „Im um ein Vielfaches umfangreicheren Oeuvre des Livius finden sich 29, bei Appian 42, bei Plutarch 27; Cicero hat insgesamt 14 Selbstmorde von Römern; aus dem Rahmen fallen nur Tacitus mit 94 und Cassius Dio mit 87 Fällen" (Schmitzer, ebenda, 131). Zu den zahlreichen, politisch bedingten Selbstmorden der Julio-Claudischen Zeit siehe ferner Voisin 1993; Hill 2004, 189ff.

428 Die einschlägigen Stellen bietet Geiger 1888, 34f.; siehe ferner Hirzel 1908/1967, 107ff.; Grisé 1982, 228f.; Müller 2003, 178ff.; Hill 2004, 253ff. Tacitus selbst (Tac. ann. 16, 16) differenziert ausdrücklich zwischen dem ‚Suizid der höheren Kategorie', der Aristokraten, welcher Eingang in das kollektive historische Gedächtnis fände, und demjenigen der einfachen Leute (der also dem Vergessen anheim falle). Auch Valerius Maximus verzeichnet in seiner Exempla-Sammlung – mit Ausnahme der Regelungen in Massalia und der alten Selbstmörder auf der Insel Keos (2, 6, 7–8, siehe oben S. 72f.) – vornehmlich Selbstmorde dieser (im Sinne des Tacitus) ‚höheren Kategorie' (die Stellen bei Geiger 1888, 34 Anm. 1), also etwa den aus Ehrgefühl und Scham begangenen Freitod, ferner mit Liebe motivierte Selbstmorde (4, 6, 2ff.) oder die „devotio" (5, 6, 6); vgl. Müller 2003, 122ff.

429 Plin. n. h. 7, 167 (über die „anni senectae", die dem Lebenden zur Strafe würden – „in poenam vivacis"): „tot periculorum genera, tot morbi, tot metus, tot

Plinius, „auch den Besten eine Zuflucht."[430] Diese „venena" habe die mitleidsvolle Erde den Menschen geschenkt, „damit wir (diese) mühelos mit einem Schluck einnehmen und wodurch wir, ohne den Körper zu verletzen, ohne allen Blutverlust, ohne Qual sterben können."[431] Die von der Natur bereitgestellten „remedia" ermöglichten jedem Menschen einen „rechtzeitigen Tod", und – so fährt Plinius ganz im Stile Senecas fort – der größte Vorteil bestünde schließlich darin, „daß jeder ihn sich verschaffen kann."[432] Daß diese Gedanken keine graue Theorie darstellen, sondern durchaus wirklichkeitsnah sind, unterstreicht Plinius in seinem Abschnitt über das Opium, welches nicht nur „eine schlaferregende Wirkung" habe, „sondern sogar, reichlicher genommen, den Tod im Schlafe verursacht ... So wissen wir, daß der Vater des einstigen Prätors P. Licinius Caecina zu Bavilum in Spanien aus dem Leben schied, nachdem ihm sein unerträgliches Befinden das Leben verhaßt gemacht hatte; und ebenso war es bei noch sehr vielen anderen der Fall."[433] Besondere Hervorhebung verdient hier der unscheinbare Nachsatz des Plinius, daß ebenso wie von Caecinas Vater bei „sehr vielen anderen" („item plerosque alios") der Alterssuizid praktiziert worden sei.

Bestimmte Krankheiten scheinen nach Plinius in besonderer Häufigkeit die Leidenden zum Freitod veranlaßt zu haben: „Zu untersuchen, welche die schwersten (sc. Krankheiten) unter ihnen sind, könnte fast als Dummheit erscheinen, da jedem die seinige und gegenwärtige als die schrecklichste erscheint. Dennoch haben sich unsere Vorfahren auch darüber geäußert und als schlimmste Qualen die durch Blasensteine veranlaßte Strangurie bezeichnet, als nächste die des Magens und als dritte die Schmerzen im Kopfe, da man sich wegen anderer Krankheiten kaum den Tod gibt."[434] M. Beagon stellt im Anschluß an ihre Analyse aller einschlä-

---

curae, totiens invocata morte, ut nullum frequentibus sit votum." Vgl. oben S. 43 mit Anm. 186.

430 Plin. n. h. 25, 23f.: „A Graecis et noxias herbas demonstratas miror equidem, nec venenorum tantum, quoniam ea condicio vitae est, ut mori plerumque etiam optimis portus sit."

431 Plin. n. h. 2, 156; das ausführliche Zitat oben S. 80.

432 Plin. n. h. 28, 9: „quapropter hoc primum quisque in remediis animi sui habeat, ex omnibus bonis, quae homini tribuit natura, nullum melius esse tempestiva morte, idque in ea optimum, quod illam sibi quisque praestare possit."

433 Plin. n. h. 20, 199: „non vi soporifera modo, verum, si copiosior hauriatur (sc. sucus), etiam mortifera per somnos. opium vocant. sic scimus interemptum P. Licini Caecinae praetorii viri patrem in Hispania Bavili, cum valetudo inpetibilis odium vitae fecisset; item plerosque alios."

434 Plin. n. h. 25, 23: „qui gravissimis ex his (sc. morbis) sint, discernere stultitiae prope videri possit, cum suus cuique ac praesens quisque atrocissimus videatur. et de hoc tamen iudicavere aevi experimenta, asperrimi cruciatus esse cal-

gigen Stellen aus der „Naturgeschichte" des Plinius zu Alter, Krankheit, Tod und Selbstmord denn auch resümierend fest: „Pliny ... offers the clearest evidence that there existed a culture of suicide motivated rather by pain rather than principle." [435] Diese prosaische Spielart des Suizids, die natürlich in der an großen Gestalten und bedeutenden Ereignissen interessierten Historiographie und Literatur keine Rolle spielt, „is primarily a means of escaping physical deterioration," [436] und, so läßt sich anfügen, ebenfalls Ausdruck der Angst vor psychischer Degeneration.

Konsequenterweise hat sich auch die kaiserzeitliche Medizinliteratur dieses Themas angenommen. Aus dem frühen 2. Jahrhundert n. Chr. stammt eine (leider weitgehend verlorene und nur aus Fragmenten und Testimonien teilweise rekonstruierbare) Abhandlung „Über die Melancholie" von Rufus von Ephesos, der als gelehrtester und angesehenster Arzt der trajanischen Zeit und als bedeutendster kaiserzeitlicher Mediziner vor dem Pergamener Galen gilt.[437] In dieser Schrift erörtert Rufus unter anderem den Zusammenhang von Lebensalter, Melancholieneigung und Suizidgefährdung und stellt fest, daß die Melancholie im Greisenalter am häufigsten auftritt. „Ja, sie wird geradezu als ein ‚notwendiges und unabtrennbares Akzidens des Greisenalters' betrachtet, weil die Greise ohnehin wenig Freuden und Hoffnungen haben, mißmutig sind und an vielen Magenblähungen leiden." [438] Gefräßigkeit, Trunksucht und Suizidneigung seien Indizien für Melancholie,[439] und diese Symptomatik besitzt prinzipiell auch heute noch ihre Gültigkeit.[440]

Wie im hippokratischen Corpus, so begegnet auch in der reichen Hinterlassenschaft des bedeutendsten kaiserzeitlichen Medizinschriftstellers, Galenos aus Pergamon, das ἀποκαρτερεῖν, der selbst herbeigeführte Hungertod, als ein offenbar gängiges Phänomen. So beschreibt Galen in seinem Traktat περὶ μαρασμοῦ („Über die Auszehrung") die Abmagerung als Folge mutwillig vorgenommener Nahrungsverweigerung.[441] Und an anderer Stelle wendet er sich gegen die verbreitete Auffassung, daß bei den freiwillig Hungernden der Genuß des μελίκρατον, eines Gemisches aus

culorum a stillicido vesicae, proximum stomachi, tertium eorum, quae in capite doleant, non ob alios fere morte conscita."

435 Beagon 2005, 124f.

436 Beagon 2005, 125.

437 Flashar 1966, 84ff.; siehe jetzt Rufus of Ephesus. On Melancholy, hrsg. von P. E. Pormann, Tübingen 2008 (mit der Textedition auf den S. 25–81); zur Melancholie in griechischer Spätklassik und im Hellenismus siehe oben S. 55.

438 Flashar 1966, 97f.

439 Flashar 1966, 99.

440 Netz, Suizidalität, in: Wolfslast/Schmidt 2005, 83.

441 Galen, De marcore VII, p. 667 Kühn.

Honig und Milch (oder Wasser), zum Tode führe; die Fastenden stürben vielmehr, auch wenn sie nur Wasser zu sich nähmen.[442]

Die von Galen als allgemeines medizinisches Phänomen traktierte ἀποκαρτέρησις wird also keineswegs nur als Philosophen imitierende Selbstinszenierung in den höheren gebildeten Kreisen praktiziert worden sein, von deren suizidären Neigungen auch die (schon mehrfach gewürdigten und später noch eingehender zu behandelnden) Briefe des jüngeren Plinius Zeugnis ablegen.[443] Ob und gegebenenfalls wie sehr die Blüte des populären kaiserzeitlichen Philosophiebetriebs für die ‚Prominenz' dieser Selbstmordmethode eine Rolle gespielt hat, läßt sich freilich kaum ermessen[444] und muß folglich auch im Falle Epiktets offen bleiben.[445]

Dieser aus Kleinasien stammende Philosoph (ca. 50/60 bis ca. 135 n. Chr.), der, von dem Stoiker Musonius Rufus gefördert, zur Zeit Domitians Zugang zum Kaiserhof in Rom hatte, dann aber nach der Verbannung der Philosophen aus Rom und Italien im Jahre 95 den Rest seines Lebens vorwiegend in Nikopolis verbrachte,[446] rezipierte stoisches Gedankengut, ohne freilich im Stile Senecas den Suizid als Gipfel individueller Freiheit zu glorifizieren.[447] An verschiedenen Stellen seiner Reden (Diatriben) insistiert er – ganz im Sinne des platonischen Sokrates im „Phaidon" [448] – auf dem Grundsatz, man möge dort verbleiben, wo man von Gott hingestellt worden sei, und diesen Platz jedenfalls nicht ohne weiteres, also nicht ohne göttliche Ermahnung oder Aufforderung, verlassen.[449] Letzteres kritisiert er heftig an einem Freund, der „ohne jeden Grund" (ἐξ οὐδεμίας αἰτίας) beschlossen hatte, sich zu Tode zu hungern.[450] Bedeutsam ist, daß Epiktet

---

442 Galen, In Hippocrat. de acut. morb. vict. (XV p. 667 Kühn = CMG V 9, 1): Οὐ γὰρ παντάπασιν ἀληθές ἐστι τὸ διὰ τὸ μελίκρατον ἀποθνῄσκειν τοὺς ἀποκαρτεροῦντας. ἀπέθανον γὰρ ἄν, εἰ καὶ μόνον ὕδωρ ἔπινον.

443 Siehe oben S. 27f. und unten S. 115ff.

444 J. Hahn, Der Philosoph und die Gesellschaft. Selbstverständnis, öffentliches Auftreten und populäre Erwartungen in der hohen Kaiserzeit, München 1995, 198ff.

445 Grisé 1982, 218–221 und jetzt vor allem A. A. Long, Epictetus. A Stoic and Socratic Guide to Life, Oxford 2002; ferner Hofmann 2007, 33f.

446 Long, Epictetus (oben Anm. 445) 7ff.

447 Long, ebd., 203f.: „Epictetus acknowledges the Stoic doctrine that suicide could be justified under intolerable circumstances", aber er zeigt „none of Seneca's fascination with suicide, nor does he treat it, like Seneca, as the supreme test of a Stoic's freedom."

448 Vgl. oben S. 48.

449 Epikt. 1, 9, 16–17.

450 Epikt. 2, 15, 4–12, hier 2, 15, 4: Οἷόν καὶ ἐμός τις ἑταῖρος ἐξ οὐδεμίας αἰτίας ἔκρινεν ἀποκαρτερεῖν. Weitere einschlägige Stellen bei Epiktet erörtert Gunderson (1998, 79f.), der mit Recht unterstreicht, daß für Epiktet der

hier einen offenbar authentischen Fall von (letztlich gerade noch erfolgreich verhinderter) ἀποκαρτέρησις benutzt, um seinen Standpunkt zu veranschaulichen, was erneut für unsere Annahme spricht, daß die Erörterungen des Suizids in philosophischem Kontext kein (oder jedenfalls nicht nur) wirklichkeitsfernes Spekulieren darstellten. Geradezu personifiziert wird diese Verbindung von realem Leben und philosophisch grundierter Suizidneigung in der Gestalt des Kaisers Marc Aurel.

Dieser mit der stoischen Philosophie intim vertraute und ihr eng verbundene Kaiser, der wohl nicht zuletzt durch notorische Kriegserfahrungen in den Auseinandersetzungen vor allem mit Markomannen und Quaden und durch die verheerenden Pestepidemien zu Reflexionen über den Sinn menschlichen Lebens und Daseins gedrängt wurde,[451] räumt in seinen „Selbstbetrachtungen" den Themen Tod und Suizid einen prominenten Stellenwert ein. Auch für Marc Aurel besitzt das Ziel der naturgemäßen Lebensgestaltung höchste Priorität – ein nicht mehr nach diesem Leitsatz lebbares Leben solle man ruhig beenden. Allerdings müsse eine solche Entscheidung aufgrund freier Überlegungen und in Würde und ohne dramatische Selbstinszenierung erfolgen – anders also, so der Kaiser, als bei den christlichen Märtyrern.[452] Kaum zufällig begreift Marc Aurel das Leben als eine Art Militärdienst. Man müsse auf dem Posten, auf den man gestellt worden sei, ausharren, stets bereit, notfalls aus dem Leben zu scheiden.[453] Unabdingbare Voraussetzung für eine freie Entscheidung über den Verbleib im Leben sei die uneingeschränkte Fähigkeit des Denkens; darin, so Marc Aurel unter explizitem Hinweis auf die drohende Schwächung kognitiver Kompetenzen im hohen Alter,[454] bestehe die fatale Gefährdung der

---

Suizid nur unter sehr eng zu fassenden Voraussetzungen vernünftig und damit legitim ist. Dazu gehört zum Beispiel der Verlust der geistigen Leistungsfähigkeit, wie Gunderson (1998, 80) mit Blick auf Epikt. 3, 24 feststellt und „the loss of reason from such causes as deepening and untreatable dementia" als Motiv für „justifiable suicide" benennt.

451 Siehe zu Marc Aurel nur die immer noch beste biographische Darstellung von A. R. Birley, Mark Aurel. Kaiser und Philosoph, 2. Aufl. München 1977, und jetzt noch die neue Darstellung von J. Fündling, Marc Aurel (Gestalten der Antike), Darmstadt 2008; zu seinen „Selbstbetrachtungen" siehe jetzt noch vor allem Luchner 2004, 314ff.

452 MA, besonders 5, 29; 8, 47; 10, 8, 3; 10, 32; 11, 3 (zur letzten Stelle und der – auch überlieferungsgeschichtlichen – Problematik des Christenvergleichs Hofmann 2007, 34 Anm. 85).

453 MA 3, 5; 10, 22.

454 MA 3, 1: τὸ δὲ ἑαυτῷ χρῆσθαι καὶ τοὺς τοῦ καθήκοντος ἀριθμοὺς ἀκριβοῦν καὶ τὰ προφαινόμενα διαρθροῦν καὶ περὶ αὐτοῦ τοῦ, εἰ ἤδη ἐξακτέον αὑτόν, ἐφιστάνειν καὶ ὅσα τοιαῦτα λογισμοῦ συγγεγυμνασμένου πάνυ χρῄζει, προαποσβέννυται. („Doch über sich selbst zu verfügen, seine einzelnen Pflichten sorgfältig auseinanderzuhalten, die Phänomene zu unter-

eigenen Persönlichkeit in der „senectus." Und wenn gar die „dementia" einsetze, dann verliere man sich schon zu Lebzeiten selbst, dann könne man gar nicht mehr selbständig beurteilen, ob die Zeit gekommen sei, dieses Leben zu verlassen.[455]

Zwei Hinweisen, die Marc Aurel gibt, muß im folgenden näher nachgegangen werden: einmal seiner Mahnung, ein Freitod müsse auf undramatische Weise (5, 29) erfolgen (womit er sich offensichtlich gegen die gerade im 2. Jahrhundert n. Chr. häufigere spektakuläre Suizidpraxis Einzelner wendet), und daneben seiner Kritik an den christlichen Märtyrern (11, 3). Zunächst zum ersten Punkt: Die von Marc Aurel monierte prahlerische, auf Öffentlichkeitswirkung abzielende, aufsehenerregende Selbsttötung hat es tatsächlich gegeben, in der römischen Rechtssprache wird sie als „iactatio" bezeichnet.[456] Diese gar nicht unbedingt seltenen Fälle[457] werden wir hier freilich vernachlässigen dürfen, denn von erkennbar altersinduzierten, dann aber „iactationis causa" begangenen Suiziden erfahren wir aus den Quellen nichts.

Die einschlägigen Rechtstexte, in denen entschuldbare Selbstmordgründe (zu denen die „iactatio" gerechnet wurde) aufgelistet werden, betreffen nicht etwa den Selbstmord als Delikt, denn Selbstmord war bei den Römern nicht strafbewehrt, sondern behandeln nur die Vermögenskonfiskation (das heißt, es „sollte nur eine wegen anderer Verbrechen verwirkte Konfiskationsstrafe nicht durch Selbstmord umgangen werden können"[458]) sowie – als Sonderfall – die dem Soldaten bei versuchtem Selbstmord drohenden Sanktionen. In all diesen Zeugnissen[459] gelten „taedium vitae"[460]

---

scheiden, sich vor allem darüber im klaren zu sein, ob man seinem Leben schon ein Ende machen muß, und was sonst noch einen besonders gut geschulten Verstand voraussetzt – alle diese Fähigkeiten nehmen deutlich ab."

455 Ebenda. Hervorhebung verdient hier die Überzeugung Marc Aurels, es gäbe unter bestimmten Voraussetzungen geradezu einen Imperativ zur Ausübung des Suizids.

456 Dig. 28, 3, 6, 7; Wacke 1980, 60 kommentiert: „So lächerlich dieses Motiv an und für sich ist, um das kostbarste Gut des Menschen wegzuwerfen: dennoch hat es derartige Selbstmorde aus selbstverherrlichender Großtuerei gegeben." Offen muß freilich angesichts meist unzulänglicher Informationen bleiben, ob diese „Großtuerei" tatsächlich stets das alleinige oder auch nur primäre Motiv für den Suizid gebildet hat. Vgl. zur „iactatio" jetzt auch Huttner 2009, 313f.

457 van Hooff 1990, 129ff. mit Appendix B 8 a (S. 237).

458 Wacke 1980, 77; grundlegend für die gesamte Thematik ist jetzt Manfredini 2008.

459 Sämtlich zitiert und interpretiert bereits bei Wacke 1980, 52ff. Siehe nun noch M. Kurylwicz, Taedium vitae im römischen Recht, in: C. Cascione/C. Masi Dolia (Hrsgg.), Fides – Humanitas – Ius. Studi in onore di L. Labruna, Neapel 2007, 2721–2734.

und „inpatientia doloris" als legitime, das heißt sanktionsbefreiende oder -lindernde Gründe, und angesichts der vor allem im hohen Lebensalter zunehmenden Krankheiten und Leiden sowie mit Blick auf die gerade bei alten Menschen sich vermehrt einstellende Lebensunlust und den Lebensüberdruß erlauben auch diese Rechtsquellen die Annahme, daß derartig motivierte Suizide tatsächlich keine singulären Vorgänge gebildet haben.

Dafür spricht insbesondere auch die epigraphische Evidenz, die bei der Suiziddiskussion, abgesehen von den Arbeiten J.-L. Voisins, bislang nur unzureichend berücksichtigt worden ist.[461] Doch selbst in den wichtigen, stets auf die inschriftliche Dokumentation abzielenden Beiträgen Voisins[462] werden die Aussagemöglichkeiten der epigraphischen Denkmäler nicht hinreichend ausgeschöpft. Denn Voisin konzentriert sich allein auf die Texte, die direkt und explizit Suizide bezeugen, aber er schließt alle diejenigen Zeugnisse aus, „qui exprimaient un désir de mort sans indiquer pour autant un éventuel passage à l'acte."[463] Da freilich in den Rechtstexten Lebensüberdruß (und Todessehnsucht) sowie unerträglicher Schmerz explizit als Suizidmotive benannt werden, markieren Inschriften, die ebendiese Existenzbedingungen und psychischen Faktoren bezeugen und her-

460 Eine ausführliche Beschreibung von „taedium vitae" bietet Sen. ep. 24, 26: „Quosdam subit eadem faciendi videndique satietas et vitae non odium sed fastidium, in quod prolabimur ipsa impellente philosophia, dum dicimus: ‚Quousque eadem? Nempe expergiscar dormiam, esuriam farciar, algebo aestuabo. Nullius rei finis est, sed in orbem nexa sunt omnia, fugiunt ac secuntur. diem nox premit, dies noctem, aestas in autumnum desinit, autumno hiemps instat, quae vere compescitur; omnia sic transeunt ut revertantur. Nihil novi facio, nihil novi video: fit aliquando et huius rei nausia.' Multi sunt, qui non acerbum iudicent vivere, sed supervacuum." („Manche beschleicht Übersättigung, dasselbe zu tun und zu sehen, und nicht Haß, sondern Überdruß am Leben, in den wir hineingleiten, indem die Philosophie selbst uns dazu verleitet, wenn wir sagen: ‚Wie lange noch dasselbe? Natürlich, ich werde erwachen, schlafen, hungern, essen, frieren, schwitzen. Keiner Sache Ende gibt es, sondern zu einem Kreis verbindet sich alles, flieht und verfolgt. Dem Tag folgt die Nacht, der Tag der Nacht, der Sommer klingt in den Herbst aus, dem Herbst folgt der Winter, der wird vom Frühling überwältigt: Alles geht in der Weise vorüber, daß es wieder kommt. Nichts Neues tue ich, nichts Neues sehe ich: es kommt einmal auch daran Ekel.' Viele gibt es, die es nicht für bitter halten, zu leben, sondern für überflüssig)." Hervorgehoben sei einmal mehr, daß Seneca dies für eine verbreitete Haltung („multi") erklärt.

461 Insbesondere ist hier Voisin 1987 zu nennen; darin verweist er selbst auf das Fehlen von epigraphisch orientierten Studien über Tod und Selbstmord (257 Anm. 3).

462 Siehe die vorherige Fußnote.

463 Voisin 1987, 258. Die einschlägigen, sehr zahlreichen Inschriften zum „taedium vitae" und zu verwandten Lebenshaltungen und Lebensauffassungen sind gesammelt bei Thompson 1911 und Brelich 1935.

ausstellen, den mentalen und soziokulturellen Kontext, in dem Selbstmordfälle entstehen konnten und mutmaßlich entstanden sind. Damit läßt sich selbstverständlich zwar keine Sammlung gesicherter Selbstmordtaten erstellen, aber doch eine hypothetische Rekonstruktion suizidärer Neigungen leisten. Dies gilt insbesondere für Texte, in denen der Selbstmord erkennbar als Handlungsoption thematisiert wird, wie etwa in den ersten vier Zeilen des folgenden frühkaiserzeitlichen Grabepigramms aus Rom:[464]

> „Quae tibi cumque mei potuerunt pignora amoris,
> nata, dari, populo sunt lacrumante data.
> et volui maiora nimis, sed cura meorum
> fida tuei prohibet me cinerum esse rogi ..."[465]

Der um die verstorbene Tochter trauernde, im Leben verbliebene Vater (?) nimmt also nur wegen der Sorge um die Seinen vom ernsthaft erwogenen Selbstmord Abstand – anders als der alte und kranke Corellius Rufus, den weder Frau noch Tochter noch die besten Freunde von seinem Entschluß, sich das Leben zu nehmen, abbringen konnten, wie der jüngere Plinius schreibt: „Misit ad me uxor eius Hispulla communem amicum C. Geminium cum tristissimo nuntio, destinasse Corellium mori nec aut suis aut filiae precibus inflecti, solum superesse me, a quo revocari posset ad vitam. cucurri; perveneram in proximum, cum mihi ab eadem Hispulla Iulius Atticus nuntiat nihil iam ne me quidem impetraturum, tam obstinate magis ac magis induruisse."[466] Und in seinem Grabdistichon aus Comum bekennt ein Grabherr:

> „Morborum vitia et vitae mala maxima fugi:
> nunc careo poenis, pace fruor placida."[467]

---

464 Als literarische Parallele sei nochmals verwiesen auf Seneca ep. 98, 15f.: Ein todkranker „senex egregius" widersteht seinen Freunden zuliebe dem verlockenden Selbstmord – „alius iam talis cruciatus finisset." Vgl. oben S. 93.

465 CIL VI 28810+34185 = Buecheler, CLE 972: „Welche Beweise meiner Liebe dir auch, Tochter, hätten gegeben werden können, sie sind gegeben worden durch die Tränen der Vielen. Und ich wollte so sehr noch Größeres (geben), aber die treue Sorge um die Meinen hindert mich daran, die Asche deines Scheiterhaufens zu sein."

466 Plin. ep. 1, 12, 9: „Da schickte seine Gattin Hispulla unsern gemeinsamen Freund C. Geminius zu mir mit der erschütternden Botschaft, Corellius sei fest entschlossen zu sterben und lasse sich weder durch ihre noch durch ihrer Tochter Bitten davon abbringen; ich sei jetzt der einzige, der ihn noch ins Leben zurückrufen könne. Ich machte mich eilends auf den Weg, war bereits ganz in der Nähe, als mir wieder Hispulla durch Iulius Atticus sagen ließ, auch ich würde nichts mehr ausrichten, so starrsinnig habe er sich mehr und mehr darauf versteift."

467 CIL V 5278 = Buecheler, CLE 1274: „Der Krankheiten Leiden und den größten Übeln des Lebens bin ich entkommen: Jetzt bin ich frei von Sühnen,

Zwar deutet auch die Benutzung des Verbs „fugere" vielleicht nicht zwingend darauf, daß hier ein Suizid vorliegt,[468] aber zumindest hätten die offenbar tristen, von Krankheiten und anderen Übeln geprägten Lebensumstände des Urhebers dieser Zeilen dazu einen nachvollziehbaren Anlaß geboten. Entsprechendes gilt für weitere Inschriften, in denen, wie in dem eben zitierten Text, der Tod als Befreiung von „dolor" „mala", „durissima munera" und der „poena" des Lebenmüssens bezeichnet wird[469] oder die Trauer wegen eines frühen Todes durch den Hinweis auf die somit vermiedene „aegra senectus" gemildert werden soll.[470] Und wenn nach dem Tod der geliebten Ehefrau „nulla spes viventi"[471] bleibt, liegt der Gedanke an den zu wünschenden Tod auch für den Überlebenden nicht mehr fern.[472]

Daß insgesamt nur wenige (im anschließenden 7. Kapitel anzuführende) direkte epigraphische Zeugnisse für den Alterssuizid (wie für den Suizid überhaupt) existieren, darf, worauf Voisin mit Recht hingewiesen hat,[473] weder als Indiz für eine soziale Ächtung des Selbstmordes noch als Beleg für sein seltenes Vorkommen gewertet werden,[474] denn: „Cette pauvreté

---

genieße die sanfte Ruhe." Weitere Parallelen versammelt Thompson 1911, 11–18.

468 So aber E. Rodríguez Almeida, Topografia e vita romana: da Augusto a Costantino, Rom 2001, 91–104 („Un piccolo dramma a Pompei"), hier: 97.

469 CIL IX 3895. CIL VI 20674. 7193a und öfter.

470 CIL VI 21846 = Buecheler, CLE 1165.

471 CIL VIII 152 = Buecheler, CLE 516.

472 Ein ähnlicher Hintergrund wird in einer Grabinschrift aus Phrygien (2./3. Jahrhundert n. Chr.) deutlich (MAMA V 36,63 = R. Merkelbach/J. Stauber, Steinepigramme aus dem griechischen Osten, Band 3, München 2001, Nr. 16/34/23): Ἐνθάδε δεῖα τέθαπται ἀγακλιτὴ Βερονείκη, κουριδίοις θαλάμοις Κορνήλιον ἄνδρα λαχοῦσα·ὄν ῥ' ὅτε δὴ νοῦσσος πυμάτη κρατερῶς ἐπέδησεν, ἔφθασε Μοιράων μίτον ἄφθιτον ἤμασι πέντε, ὅππως κεν πόσιος θάνατον θανάτῳ ἀκέσαιτο. „Hier ist begraben die göttliche, sehr berühmte Beronike, die den Kornelios im Ehegemach als Gatten erlangt hatte. Als diesen die letzte Krankheit mit Übermacht gefesselt hatte, ist sie fünf Tage später dem ewigen Faden der Schicksals- und Todesgöttinnen zuvor gekommen, damit sie den Tod des Gatten durch (ihren) Tod heile" (Übersetzung: R. Merkelbach). Wahrscheinlich, wenn auch nicht absolut sicher ist es, daß die Frau (unbestimmten Alters) sich das Leben genommen hat.

473 Voisin 1987, 273ff.; vgl. auch K. S. Guthke, Sprechende Steine. Eine Kulturgeschichte der Grabschrift, Göttingen 2006, 224: „Es war jahrhundertelang üblich, Selbstmord als Todesursache zu vertuschen, auf Grabsteinen und sonstwo."

474 Van Hooff (1990, 153) schreibt: „What we still lack is a defiant and positive indication of a suicide in an epitaph." Diese Aussage ist unzutreffend. Hingewiesen sei – neben dem vielleicht nicht über alle Zweifel erhabenen Zeugnis aus Phrygien (oben Anm. 472) – etwa auf den Athleten, der im karischen Mylasa auf seiner der Kaiserzeit entstammenden Grabinschrift verkündet:

s'explique. Elle reflète en effet, non pas une exclusion des suicidés mais, bien au contraire, leur intégration complète au monde des morts."[475] Gilt das, so ist nun, die von Marc Aurel an den vermeintlich todessüchtigen christlichen Märtyrern geübte Kritik aufgreifend, zu fragen, auch für die Christen in römischer Kaiserzeit und Spätantike?

In aus christlicher Feder stammenden Texten, die den Tod besonders herausragender Mitgläubiger beschreiben,[476] findet sich kein Selbstmord, wenn wir von den Berichten über Märtyrer absehen (deren bewußt in Kauf genommener Tod nicht als Suizid bewertet werden sollte).[477] Dieser

---

„Aber dennoch ließ ich großen Ruhm hinter mir zurück, weil ich es fertig gebracht habe, durch selbstmordende Hand das traurige Schicksal auf mich genommen zu haben" (ἀλλὰ καὶ ὣς μέγα κῦδος ἐμὸν λίπον, οὕνεκεν ἔτλην αὐτοφόνῳ δυερὴν μοῖραν ἑλεῖν παλάμῃ (Merkelbach/Stauber – oben Anm. 472 – Bd. 1, 1998, Nr. 01/15/04 = SEG 39, 1132). Ein weiterer Beleg liegt wohl auch in dem Grabepigramm auf Domitilla (aus Paphlagonien, 3. Jh. n. Chr.) vor, die „den Kranz der Keuschheit gewonnen" und „sich als einzige von den Mädchen selbst vor dem Tod nicht gefürchtet" habe, also wohl lieber selbst ihrem Leben ein Ende gesetzt hatte, als von den Banditen, welche die Mädchen „zu übermütiger Schande wegführten," geschändet zu werden: κεῖται γὰρ Δομιτίλλα κόρη τῷδ' ἔνδοθι τύμβῳ, τὸν τῆς σωφροσύνης ἀραμένη στέφανον· μούνη γὰρ κουρῶν, ὅσσας ἄγον εἰς ὕβριν ἄνδρες ... οὐκ ἔτρεσεν τὸ θανεῖν (Merkelbach/Stauber, ebd., Bd. 2, Nr. 10/02/12). Den Selbstmord eines Sklaven, der zuvor einen Freigelassenen umgebracht hatte, verzeichnet CIL XIII 7070 = ILS 8511; vgl. Carroll 2006, 154ff.

475 Voisin 1987, 277.

476 U. Volp, Tod und Ritual in den christlichen Gemeinden der Antike, Leiden 2002, 157ff.

477 Zu der lang anhaltenden Diskussion um den Zusammenhang von Suizid und Märtyrertum siehe nur Droge/Tabor 1992, besonders 113ff.; C. Butterwreck, „Martyriumssucht" in der alten Kirche? Studien zur Darstellung und Deutung frühchristlicher Martyrien, Tübingen 1995, besonders 90–147. Neu beflügelt wurde die Debatte durch G. W. Bowersock (Martyrdom and Rome, Cambridge/Mass. 1995), insbesondere durch seine folgende pointierte These (72): „Without the glorification of suicide in the Roman tradition, the development of martyrdom in the second and third centuries would have been unthinkable." Gegen Bowersock und zum neueren Stand der Auseinandersetzung siehe jetzt P. Middleton, Radical Martyrdom and Cosmic Conflict in Early Christianity, London/New York 2006, besonders 103–134, und ferner N. Kelley, Philosophy as Training for Death: Reading the Ancient Christian Martyr Acts as Spiritual Exercises, Church History 75, 2006, 723–747; zu den einschlägigen Ausführungen des Clemens Alexandrinus siehe jetzt auch M. Pujiula, Körper und christliche Lebensweise. Clemens von Alexandria und sein Paidagogos, Berlin/New York 2006, 164f. Eine aktuelle Bilanz der Diskussion bietet nun (leider ohne eine eigene dezidierte Position) Hofmann 2007, 119–152, der neueste Beitrag zum Thema wird R. Teja verdankt:

Befund steht im Einklang mit der von den spätantiken Kirchenvätern konsequent und weitgehend unisono vertretenen, strikten Ablehnung des Selbstmordes,[478] die in Augustins bekannten Ausführungen im ersten Buch von „De civitate dei“ (I 17–28) ihren besonders rigorosen, kanonisch gewordenen Ausdruck gefunden hat.[479] Doch trotz der vermeintlich eindeutigen christlichen Position deuten allein schon die Dauer und Intensität der spätantiken christlichen Suiziddebatte auf die Inhomogenität zeitgenössischer Positionen und auf die Existenz eines weiterhin offenbar regelungsbedürftigen Phänomens: „The seriousness and detail of Augustine's treatment of the issue in the first book of the ‚City of God‘ shows that the debate about suicide was still lively, especially in the Latin West.“[480] Zwei kürzlich von J.-L. Voisin aufgeführte christliche Inschriften aus der Spätantike, in denen der Selbstmord thematisiert wird, bestätigen: „Il en était besoin cette interdiction de se tuer.“[481] Und laut Gregor von Nyssa hätten etliche verarmte Witwen, von Schulden und Gläubigern bedrückt und bedrängt, nur noch den Ausweg des Selbstmordes gesehen und sich mit dem Strick das Leben genommen.[482] Überdies gibt es aus dem spätantiken Ägypten weitere explizite Hinweise auf Selbstmorde, zum Beispiel in der Metropole Alexandria.[483] Ferner verdeutlichen beiläufige Nachrichten noch aus späterer Zeit, daß selbst das auf dem Konzil von Braga im Jahre 561 definitiv formulierte Verdammungsurteil über Selbstmörder, denen kirchliche Bestattung und gottesdienstliche Fürbitte vorenthalten werden

---

Mortis amor: la muerte voluntaria o la provocación del martirio entre los primeros cristianos (siglos II–IV), in: Simón 2009, 133–142. Und einen gesonderten Aspekt, die Auswirkungen der Christianisierung auf den militärischen Ehrbegriff und das Verhalten von Soldaten, „who had routinely committed suicide when faced with the prospect of defeat and captivity,“ erörtert jetzt D. Woods, The Good Soldier's End: From Suicide to Martyrdom, Byzantinoslavica 66, 2008, 71–86 (Zitat: 72).

478 Dönni 1996, 113–115; A. Christ-Friedrich, s. v. Suizid (II): Theologisch, TRE 32, 2001, 445–453 (mit den einschlägigen Stellen); zu Hieronymus siehe P. Lawrence, Suicide et chasteté chez Jérôme, Orpheus 17, 1996, 50–69 (hier dreht sich die Diskussion vor allem um den Selbstmörder Judas, verfolgte Christen und christliche Jungfrauen, deren Keuschheit durch männliche Gewaltanwendung bedroht wird) und Hofmann 2007, 52; zu Basilius von Caesarea und anderen: U. Volp, Die Würde des Menschen. Ein Beitrag zur Anthropologie in der alten Kirche, Leiden 2006, 104ff. 165; zum 6. Jahrhundert n. Chr. siehe besonders Zeddies 1994, 68ff.

479 J. Bels, La mort volontaire dans l'oeuvre de saint Augustin, Revue de l'histoire des réligions 187, 1975, 147–180; Hofmann 2007, 52–59.

480 Bowersock, Martyrdom (oben Anm. 477), 73.

481 Voisin 2005, 354, unter Bezugnahme auf ICUR II 461 und 4226.

482 Greg. Nyss., Usur (PG 46, 448); J.-U. Krause, Witwen und Waisen im Römischen Reich III, Stuttgart 1994, 139.

483 Murray 1998/2000 II, 588–591.

sollten, den Suizid nicht zu verhindern vermochten. So erzählt Sophronios von Jerusalem in seinen um 610/20 n. Chr. verfaßten ‚Thaumata' von einem aus Zypern stammenden Pilger, der – im Glauben, von einem Dämon besessen zu sein – seinem als unheilbar empfundenen Zustand ein gewaltsames Ende zu setzen trachtete und sich mit einem Messer selbst die Kehle zu durchschneiden versuchte. Der rasch herbeigerufene Arzt hielt die Wunde für tödlich, doch während der Nacht sorgten die heiligen Kyros und Johannes für eine wundersame Heilung des letztlich also erfolglosen Suizidenten.[484] Und schließlich droht gemäß einem hagiographischen Text aus dem 8. Jahrhundert die Frau eines Mannes namens Sabinos unverhohlen mit dem Selbstmord: „Entferne dich von mir, oder ich lege Hand an mich!"[485]

Außerdem könnte vielleicht auch die bis zum Ende der Antike andauernde Suiziddebatte unter und mit den neuplatonischen Philosophen darauf hindeuten, daß der Selbstmord Teil der gesellschaftlichen Realität und der um sie kreisenden Diskussionen und Überlegungen blieb, nicht nur intellektueller Gegenstand der Platonexegese.[486] Von Plotins kurzem Traktat περὶ εὐλόγου ἐξαγωγῆς (enn. I 9), über zwei Sentenzen (sent. 8 und 9) des Porphyrios,[487] bis hin zu dem späten (6. Jh. n. Chr.) Neuplatoniker Olympiodor und seinen Schülern[488] wird, ausgehend vom platonischen „Phaidon",[489] eine sehr restriktive Position zum Suizid vertreten. Allerdings kennen und bejahen auch die späten Platonexegeten Ausnahmetatbestände (wie den drohenden Wahnsinn), welche den selbst herbeigeführten Tod rechtfertigen können. Und „der einzige Fall eines jedenfalls geplanten Suizids eines Neuplatonikers", des (Julian-Lehrers) Maximus,[490] der – härtesten Foltern ausgesetzt – seinen Leiden durch Gift ein Ende bereiten wollte, läßt erkennen, daß ungeachtet aller theoretischen Kautelen (ob nun auf heidnischer oder auf christlicher Seite[491]) die schon des öfteren thema-

484 Sophronios, PG 87.3, 3652ff., und dazu D. Montserrat, ‚Carrying on the Work of the earlier Firm.' Doctors, Medicine and Christianity in the ‚Thaumata' of Sophronius of Jerusalem, in: H. King (Hrsg.), Health in Antiquity, London 2005, 236f.

485 A. Berger (Hrsg.), Leontius Presbyteros von Rom. Das Leben des heiligen Gregorios von Agrigent, Berlin 1995, cap. 64 (mit Bergers Kommentar Seite 382): Ἀπόστα ἀπ' ἐμοῦ, ἢ ἐμαυτὴν διαχειρίζομαι.

486 Siehe dazu jetzt auch Hofmann 2007, 35–41.

487 Thiel 2001, 28ff.

488 Thiel 2001, 36ff. (mit allen Nachweisen).

489 Siehe oben S. 48.

490 Thiel 2001, 39; Eunap. VS 7, 4,16f. 5, 5ff.

491 Einen knappen Vergleich der Suizidbehandlung durch den Heiden Macrobius (I 13) und den Christen Augustinus (Civ. I 17–27) bietet P. W. van der Horst, A Pagan Platonist and a Christian Platonist on Suicide, VChr 25, 1971, 282–288. Zu Macrobius siehe ferner Hofmann 2007, 37f.

tisierten Selbstmordgründe (insbesondere die „impatientia doloris") weiterhin ihre Wirksamkeit entfaltet haben dürften.

7. E THEATRO EXIRE: ALTERSSUIZID BEI DEN RÖMERN

In seinen vor kurzem publizierten Studien über den Umgang mit den Leichen von Selbstmördern bei den Römern geht J.-L. Voisin von drei Phasen einer Geschichte des römischen Selbstmordes aus.[492] In der ersten, republikanischen Periode (bis ca. 150 v. Chr.) habe der hingebungsvolle, selbstlose Suizid dominiert: „Si l'on choisit de mourir volontairement, c'est pour Rome et pour les siens."[493] In einem zweiten, bis etwa in die Mitte des 1. Jh. n. Chr. reichenden Zeitabschnitt habe der Selbstmord „un visage nouveau" gezeigt, die Selbstmordmotive hätten „entre ‚la liberté individuelle et la liberté nationale'"[494] geschwankt. Seit dem fortgeschritten 1. Jh. n. Chr. schließlich herrsche ein dritter Typ in der verfügbaren Dokumentation vor: „Choisir de mourir révèle alors le plus souvent l'aveu d'une maladie, d'un échec, d'un désespoir."[495]

Das Vorkommen des altersinduzierten Freitodes wäre nach Voisin vor allem in der dritten sowie – mit Abstrichen – noch in der zweiten Phase zu suchen, und in der Tat entspricht genau dies dem schmalen aus der römischen Antike zu ermittelnden Informationsbestand, der in diesem Kapitel ausgebreitet wird. Dies zeigt nur erneut, wie lückenhaft unsere Kenntnisse sind, denn warum sollte angesichts der Tatsache, daß auch den Griechen der Alterssuizid ein geläufiges Phänomen war, in der langen republikanischen Geschichte Roms der aus Gründen der Altersleiden, Alterseinsamkeit oder Lebensunlust praktizierte Selbstmord kaum vorgekommen sein? Wir müssen also erneut die Kontingenz und die Besonderheiten der literarischen und inschriftlichen (wie papyrologischen) Überlieferung hinnehmen, und so beginnt die anschließende, keinen Anspruch auf Vollständigkeit erhebende Vorstellung betagter Selbstmörder und Selbstmörderinnen erst mit spätrepublikanischen und frühkaiserzeitlichen Fällen. Denn hohes Alter von Selbstmördern allein – um dies noch einmal explizit deutlich zu machen – heißt noch nicht, daß hier tatsächlich typische Alterssuizide vorliegen. Daher finden etwa angesehene Mitglieder der „turba seniorum",

492 Voisin 2002, 313–327.
493 Voisin 2002, 314.
494 Voisin 2002, 314 (unter Heranziehung von Seneca, Marc. consol. 20, 6).
495 Voisin 2002, 314.

die im Jahre 390 v. Chr. ihr Leben hingaben („devotio“), keine Berücksichtigung.[496] Und ebenfalls nicht unter die tatsächlich altersinduzierten Selbstmorde zu rechnen ist der Fall des C. Velleius, des Großvaters des frühkaiserzeitlichen Historikers Velleius Paterculus. Letzterer schreibt über ersteren, daß er im Zuge des perusinischen Krieges im Jahre 41 v. Chr. auf heroische Weise (mit dem Schwert) Selbstmord beging:

> „Quod alieno testimonium redderem, eo non fraudabo avum meum. quippe C. Velleius, honoratissimo inter illos CCCLX iudices loco a Cn. Pompeio lectus, eiusdem Marcique Bruti ac Ti. Neronis praefectus fabrum, vir nulli secundus in Campania, digressu Neronis a Neapoli, cuius ob singularem cum eo amicitiam partium adiutor fuerat, gravis iam aetate et corpore cum comes esse non posset, gladio se ipse transfixit.“[497]

Der Großvater, der sich aufgrund seines fortgeschrittenen Alters und seiner angegriffenen Gesundheit nicht mehr in der Lage sah, den Tiberius Claudius Nero (den leiblichen Vater des späteren Kaisers Tiberius) auf seiner Flucht nach Sizilien zu begleiten, nahm sich daher das Leben. Primäre Ursache des Suizids war folglich die ausweglose politische Lage des C. Velleius, der auf der Seite der Verlierer stand; sein Alter (das wir nicht genauer beziffern können) spielte wohl nur eine sekundäre Rolle.[498]

An den Anfang der römischen Dokumentation sei ein Fall gestellt, der gewissermaßen zugleich den spätesten bekannten griechischen Alterssuizid bildet. Es ist der freiwillige, wohlvorbereitete und möglicherweise in besonderen lokalen Traditionen wurzelnde Selbstmord einer Greisin auf der Insel Keos, den Valerius Maximus überliefert[499] und der ins Jahr 25 n. Chr.

---

496 Liv. 5, 41, 3; zur „devotio“: van Hooff 1990, 126ff. Eine sehr hilfreiche, chronologisch strukturierte Liste von römischen Suizidfällen bietet Grisé 1982, 34–53.

497 Vell. Pat. 2, 76, 1: „Die ehrende Erwähnung, die ich auch einem Fremden gönnen würde, will ich meinem eigenen Großvater nicht vorenthalten. Er, C. Velleius, war von Pompeius unter den 360 Richtern auf einen der ehrenvollsten Ränge gewählt worden. Dann war er, einer der ersten Männer Kampaniens, *praefectus fabrum* bei M. Brutus und Ti. Nero gewesen. Da ihn mit dem letzteren eine besonders enge Freundschaft verband, war er ein Anhänger seiner Gruppierung. Als Nero nun Neapel verließ und er ihn, von Alter und Krankheit gebeugt, nicht begleiten konnte, durchbohrte er sich mit dem Schwert.“ Vgl. auch Schmitzer 2000, 147.

498 Nicht unbedingt zutreffend ist daher der Einwand von A. J. Woodman (Velleius Paterculus. The Caesarian and Augustan Narrative 2. 41–93. Edited with a commentary, Cambridge 1983, 186) gegen Ronald Syme, wenn er mit Bezug auf „gravis iam aetate et corpore“ schreibt: „This was the reason for C. Velleius' suicide, not the fact that ‚all was lost' (Syme, Roman Revolution, Oxford 1939, 383).“

499 Val. Max. 2, 6, 8; van Hooff 1990, 32; Parkin 2003, 264; zum sogenannten ‚keischen Brauch' kollektiv begangenen Alterssuizids siehe oben S. 72; zu

gehört, als sich der Proconsul Sextus Pompeius auf den Weg in seine Provinz Asia befand. Valerius Maximus erzählt diese Begebenheit im Anschluß an seine Beschreibung eines hergebrachten Brauches in Massalia, wo der Stadtrat angeblich all denjenigen aus öffentlichen Giftbeständen eine für den Selbstmord ausreichende Portion zukommen ließ, die für diesen Suizid einen vernünftigen Grund beibringen konnten.[500] Diesen in (der griechischen Kolonie) Massalia bewahrten Brauch führt Valerius Maximus plausibel auf griechische Traditionen zurück, die er in der frühen Kaiserzeit noch auf der Insel Keos antrifft, wie seinem folgenden Bericht über einen Alterssuizid zu entnehmen ist:[501]

Sextus Pompeius (cos. 14 n. Chr., procos. Asiae 24/25 n. Chr.) siehe W. Eck, s. v. Pompeius (II 4) Sex. P., Der Neue Pauly 10, 2001, 111; ein falsches Datum (14 n. Chr.) bietet Gourevitch in ihrer Tabelle (1984, Seite 180/181).

500 Val. Max. 2, 6, 7: „Venenum cicuta temperatum in ea civitate publice custoditur, quod datur ei qui causas sescentis – id enim senatus eius nomen est – exhibuit propter quas mors sit illi expetenda, cognitione virili benivolentia temperata, quae neque egredi vita temere patitur et sapienter excedere cupienti celerem fati viam praebet, ut vel adversa vel prospera nimis usis fortuna – utraque enim finiendi spiritus, illa ne perseveret haec ne destituat, rationem praebuerit – combrobato exitu terminetur." „Ein auf der Grundlage von Schierling hergestelltes Gift wird in diesem Gemeinwesen von Staats wegen aufbewahrt. Es wird demjenigen ausgehändigt, der den 600 – diesen Namen hat nämlich der Senat von Massalia – die Ursachen dargelegt hat, wegen derer er den Tod erstreben müsse. Das ist eine unsentimentale, aber mit einer Portion Wohlwollen versehene Untersuchung, die einerseits nicht zuläßt, daß jemand ohne Überlegung das Leben aufgibt, andererseits aber dem, der mit klugen Gründen begehrt dahinzuscheiden, einen schnellen Weg zum Tode verschafft. So kann der, der im Übermaß ein widriges oder ein glückliches Geschick erfahren hat – denn jede der zwei Erfahrungen dürfte einen Grund für den Freitod bieten, die eine, weil sie zu bleiben, die andere, weil sie ein Ende zu finden droht – in einem offiziell gebilligten Dahinscheiden sein Ende finden" (Übersetzung nach Lebek 2002, 271f.). Hervorhebung verdient die noch im Bericht des Valerius Maximus greifbare Sorge des Gemeinwesens, nicht etwa affektgesteuerte Suizide zu unterstützen – daher rührt die ausdrückliche Betonung, derartige Entscheidungen dürften nicht „temere", sondern nur „sapienter" erfolgen. Es scheint also die berechtigte Gefahr gesehen worden zu sein, daß diese Bedingungen nicht immer eingehalten wurden – auch dies ist ein diskreter Hinweis darauf, daß der Suizid (bzw. das Erwägen desselben) realiter wohl größere Bedeutung besaß, als es die auf uns gekommene Überlieferung deutlich werden läßt.

501 Val. Max. 2, 6, 8: „Quam consuetudinem Massiliensium non in Gallia ortam sed ex Graecia translatam inde aestimo, quod illam etiam in insula Cea servari animadverti, quo tempore Asiam cum Sex. Pompeio petens Iulidem oppidum intravi: forte enim evenit ut tunc summae dignitatis ibi femina, sed ultimae iam senectutis, reddita ratione civibus cur excedere vita deberet, veneno consumere se destinarit, mortemque suam Pompei praesentia clariorem fieri magni

„Dieser Brauch der Massiliensier – der nach meiner Einschätzung nicht in Gallien entstanden, sondern aus Griechenland dorthin gelangt ist – wird auch noch auf der Insel Keos bewahrt, wie ich erkannte, als ich mich mit Sextus Pompeius auf dem Weg nach Asia befand und die Stadt Iulis betrat. Zufällig ereignete sich nämlich folgendes: Eine Dame aus der dortigen obersten Gesellschaftsschicht, aber schon höchst betagt, hatte bereits ihren Mitbürgern Rechenschaft darüber abgelegt, weshalb sie aus dem Leben scheiden müsse. Sie beschloß nun, sich mit Gift umzubringen, wobei sie großes Gewicht darauf legte, daß ihr Tod durch die Anwesenheit des Pompeius berühmter werde. Doch jener Mann, wie mit allen Tugenden, so auch mit den Vorzügen der Menschenfreundlichkeit aufs beste versehen, ertrug es nicht, daß seine Bitten verschmäht würden. So begab er sich also zu ihr und versuchte erst lange, aber vergeblich, sie mit seiner unerhört gewandten Rede, die aus seinem Munde wie aus einer reichen Quelle der Beredsamkeit strömte, von ihrem begonnenen Plan abzubringen, ließ aber schließlich zu, daß sie ihr Vorhaben ausführte.
Es handelte sich um eine Dame, die in größter geistiger und körperlicher Frische ein Alter von über neunzig Jahren erreicht hatte. Sie lag auf einem Bett, das allem Anschein nach einen mehr als alltäglichen Deckenschmuck hatte, und sagte, auf ihren Ellenbogen gestützt: ‚Dir, Sextus Pompeius, mögen eher die überirdischen Götter, die ich verlasse, als die unterirdischen, zu denen ich mich aufmache, Dank dafür abstatten, daß du nicht abgelehnt

aestimaret. nec preces eius vir ille, ut omnibus virtutibus ita humanitatis quoque laudibus instructissimus, aspernari sustinuit. venit itaque ad eam, facundissimoque sermone, qui ore eius quasi e beato quodam eloquentiae fonte manabat, ab incepto consilio diu nequiquam revocare conatus, ad ultimum propositum exsequi passus est. quae nonagesimum annum transgressa cum summa et animi et corporis sinceritate, lectulo, quantum dinoscere erat, cotidiana consuetudine cultius strato recubans et innixa cubito, ‚tibi quidem‘ inquit, ‚Sex. Pompei, di magis quos relinquo quam quos peto gratias referant, quod nec hortator vitae meae nec mortis spectator esse fastidisti. ceterum ipsa hilarem fortunae voltum semper experta, ne aviditate lucis tristem intueri cogar, reliquias spiritus mei prospero fine, duas filias et nepotum gregem superstitem relictura, permuto.‘ cohortata deinde ad concordiam suos, distributo eis patrimonio et cultu suo sacrisque domesticis maiori filiae traditis, poculum in quo venenum temperatum erat constanti dextera arripuit. tum defusis Mercurio delibamentis et invocato numine eius, ut se placido itinere in meliorem sedis infernae deduceret partem, cupido haustu mortiferam traxit potionem, ac sermone significans quasnam subinde partes corporis sui rigor occuparet, cum iam visceribus eum et cordi imminere esset elocuta, filiarum manus ad supremum opprimendorum oculorum officium advocavit.“ Vgl. Lebek 2002, 270f. (mit einer hier ergänzten und leicht modifizierten Übersetzung); Müller 2003, 130–135. Zu den valerischen „Facta et dicta memorabilia“ im Kontext des ‚frühkaiserzeitlichen Normendiskurses‘ siehe jetzt die elaborierte Studie von U. Lucarelli, Exemplarische Vergangenheit. Valerius Maximus und die Konstruktion des sozialen Raumes in der frühen Kaiserzeit, Göttingen 2007.

hast, mir zum Leben zuzuraten und mein Sterben anzuschauen. Tatsächlich hat mir bisher immer das Glück gelächelt, und damit ich nun nicht aus Gier nach dem Sonnenlicht noch ein trauriges Schicksal erleben muß, tausche ich den Rest meines Lebensatems gegen ein glückliches Ende ein, da ich zwei Töchter und eine mich überlebende Enkelschar zurücklassen werde.'
Darauf ermahnte sie ihre Familie zur Eintracht, verteilte das Erbe, übergab der älteren Tochter den Grabkult und die Familienheiligtümer und nahm mit ruhiger Hand den Becher, in dem das Gift zubereitet war. Sie schüttete für Mercur einen Opferguß aus, rief seine göttliche Wirkkraft an, sie möge sie auf sanftem Weg zum besseren Teil der Unterwelt geleiten, und trank dann mit energischem Zug den Todestrank. Sie schilderte nun, welche Körperteile die Starre der Reihe nach erfaßte, und als sie ausgesprochen hatte, daß die Starre ihr Körperinneres und das Herz bedrohe, zog sie die Hände ihrer Töchter an sich heran, damit sie ihr in einem letzten Liebesdienst die Augen schlössen."

Diese detaillierte Schilderung eines freiwillig, überlegt und bewußt nur aus Altersgründen vollzogenen Suizids läßt Bedingungen und Normen eines ‚guten Todes' und die dagegen abgewertete Vorstellung eines nicht mehr lebenswerten Lebens deutlich erkennen.[502] Die alte Dame will sich und anderen einen „fortunae voltum tristem" ersparen, den Anblick eines traurigen Schicksals, womit nur ein von Leiden und Verfall gezeichneter (physischer und psychischer) Zustand gemeint sein kann. Sie hat eine klare Vorstellung von einem ‚guten Tod', worunter vor allem ein „sanfter Weg" („iter placidum") zum Lebensende verstanden wird. Da dieser Vorgang und seine einzelnen Elemente von Valerius Maximus explizit in einen größeren, gesamtgriechischen Kontext gestellt werden, dürfte die Annahme erlaubt sein, daß es sich hier keineswegs um einen singulären Fall gehandelt haben wird.[503]

Ähnlich überlegt, vernunftgesteuert und nur dem eigenen Willen gehorchend vollzog T. Pomponius Atticus im Jahre 32 v. Chr. seinen Freitod aufgrund seines hohen Alters – er war 77 Jahre alt – und wegen einer als unheilbar diagnostizierten und mit unerträglichen Schmerzen einhergehenden Krebsbehandlung:

502 Näheres dazu siehe unten Kapitel 8.

503 Vgl. auch die sprichwörtliche Bezeichnung „keische Becher kosten" (Κείων κυλίκων γεύεσθαι) als Umschreibung des Selbstmordes (Anthologia Graeca VII 470, oben S. 73) sowie Müller 2003, 134: „Die Gestaltung ihres Freitodes durch die Neunzigjährige scheint einem vorgegebenen Zeremoniell zu folgen. Ein solches könnte, bedenkt man den vermuteten sehr alten Ursprung der sanktionierten Selbsttötung in hohem Alter, tatsächlich existiert haben." Ähnlich urteilt Lebek 2002, 271: „In Wirklichkeit stand aber wohl nicht eine philosophische Doktrin im Hintergrund, sondern der einheimische Brauch."

> „In hoc cum tres menses sine ullis doloribus, praeterquam quos ex curatione capiebat, consumpsisset, subito tanta vis morbi in imum intestinum prorupit, ut extremo tempore per lumbos fistulae puris eruperint. atque hoc priusquam ei accideret, postquam in dies dolores accrescere febresque accessisse sensit, Agrippam generum ad se accersi iussit et cum eo L. Cornelium Balbum Sextumque Peducaeum.“[504]

Nachdem Atticus seine Entscheidung, seinem Leben ein Ende zu setzen, mitgeteilt hatte, vollzog er sie konsequent, indem er nach griechischem Vorbild die Nahrungsaufnahme einstellte und durch ἀποκαρτέρησις aus dem Leben schied: „sic cum biduum cibo se abstinuisset, subito febris decessit leviorque morbus esse coepit. tamen propositum nihilo setius peregit. itaque die quinto, postquam id consilium inierat, pridie kal. Aprilis Cn. Domitio C. Sosio consulibus decessit.“[505]

In dem auf den Tod des Atticus folgenden Jahr 31 v. Chr. bekleidete Messala Corvinus den Konsulat. Von ihm überliefert Hieronymus in seiner Chronik folgendes: „Messala Corvinus orator ante biennium quam moreretur ita memoriam ac sensum amisit, ut vix pauca verba coniungeret, et ad extremum ulcere sibi circa sacram spinam nato inedia se confecit anno aetatis LXXII.“[506] Dieser bedeutende Senator, Redner und Autor hat anscheinend als über 70jähriger[507] schwere Krankheiten in Hirn und Körper erdulden müssen, brachte jedoch noch den Willen auf, diesem Leben aus eigener Kraft ein Ende zu bereiten.

---

504 Nep., Att. 21, 3–4: „Drei Monate verspürte er keine Beschwerden bis auf die medikationsbedingten, doch plötzlich setzten schwere Koliken im Mastdarm ein, und am Ende sprossen im Genitalbereich Eiterbeulen hervor. Zuvor jedoch spürte er schon, wie die Schmerzen und das Fieber zunahmen, und daher bat er seinen Schwiegersohn Agrippa, L. Cornelius Balbus und Sextus Peducaeus zu sich.“

505 Nep. Att. 22, 3: „So enthielt er sich zwei Tage lang jeder Speise; mit einem Mal fiel das Fieber, und es trat Linderung ein. Dennoch hielt er unbeirrt an seinem Vorsatz fest. Er starb am fünften Tag nach Beginn seines Fastens am 31. März unter den Konsuln Cn. Domitius und C. Sosius.“ Vgl. dazu auch Lebek 2002, 272f.

506 Hieron. Chron. p. 170–171 Helm: „Der Redner Messala Corvinus verlor zwei Jahre, bevor er starb, Gedächtnis und Verstand in solchem Maße, daß er kaum noch wenige Worte zusammenbrachte, und als ihm schließlich noch ein Geschwür am Kreuzbein entstand, machte er seinem Leben im 72. Jahr durch Hungern ein Ende.“

507 Sein Todesdatum ist umstritten, er starb wohl im Jahre 8 n. Chr.: W. Eck, s. v. Valerius (II) M. V. Messala Corvinus, Der Neue Pauly 12/1, 2002, 1109f.; R. Jeffreys (The Date of Messalla's Death, CQ 35, 1985, 140–148) plädiert hingegen für 12 n. Chr. oder Anfang 13 n. Chr. als Todeszeitpunkt.

Zwei weitere krankheits- und (oder) altersbedingte Selbstmorde aus der frühen Kaiserzeit finden sich ebenfalls in der von Hieronymus erstellten lateinischen Fassung der ursprünglich eusebianischen Chronik.[508] Zum Jahre 4 v. Chr. findet sich der folgende Eintrag: „M. Porcius Latro Latinus declamator taedio duplicis quartanae semet interficit."[509] Während sich das Geburtsdatum dieses Jugendfreundes des älteren Seneca auf ca. 55 v. Chr. bestimmen läßt, gilt dies trotz der präzise datierten Angabe in der Chronik des Hieronymus für das Todesjahr nicht, denn: „Seinen Tod setzt Hieron. Chron. 168 ins Jahr 4 v. Chr., aber ohne jeden Grund, da er bei seinem Gewährsmann Sueton sicher kein genaues Datum fand … Es ist nicht einmal sicher, daß er ernstlich das Datum des Todes bezeichnen wollte."[510] Klar, so R. Helm, sei nur, daß er in beträchtlichem Zeitabstand vor Abfassung der „controversiae" Senecas gestorben sei.[511] Da letztere in das fortgeschrittene Alter des älteren Seneca gehören, also etwa in die 30er Jahre des 1. Jhs. n. Chr.,[512] könnte sich Porcius Latro durchaus als bereits betagter Mensch aus Lebensüberdruß selbst sein Ende bereitet haben.

Sicher ist dies im Falle des L. Sempronius Atratinus, über den bei Hieronymus folgendes zu lesen ist: „Atratinus, qui septem decim natus annos Caelium accusaverat, clarus inter oratores habetur et ad extremum morborum taedio in balneo voluntate exanimatus reliquit Augustum."[513] L. Sempronius Atratinus, der 73 v. Chr. als leiblicher Sohn des L. Calpurnius Bentia geboren worden war und im Alter von 17 Jahren den Ankläger seines Vaters, M. Caelius Rufus, seinerseits angeklagt hatte, war dann von einem Sempronius adoptiert worden, agierte nach dem Tode Cäsars auf seiten des M. Antonius, bekleidete 34 v. Chr. den Konsulat, wechselte später auf die Seite des ersten Prinzeps und nahm sich, fast achtzigjährig, im Jahre 7 n. Chr., von Krankheiten gequält, selbst das Leben.[514]

Der von Seneca zu den vier bedeutendsten Rednern der augusteischen Zeit gezählte C. Albucius Silus (ca. 50 v. Chr. bis ca. 16 n. Chr.) ist uns aus

508 Sie sind beide nicht bei Gourevitch 1984, 169ff., verzeichnet.

509 Hieron. Chron. p. 168f. Helm: "Der Redelehrer M. Porcius Latro Latinus tötet sich aus Überdruß nach zweifachem Viertagesfieber."

510 R. Helm, s. v. M. Porcius (49) Latro, RE 23, 1953, 233.

511 Helm, ebenda, 234.

512 M. Kraus, Seneca der Ältere, in: O. Schütze (Hrsg.), Metzler-Lexikon antiker Autoren, Stuttgart 1997, 629f.

513 Hieron. Chron. p. 165 Helm: „Atratinus, der im Alter von 17 Jahren den Caelius angeklagt hatte, gilt unter den Rednern als berühmt und ließ Augustus (im Leben) zurück, als er, am Ende seiner Leiden überdrüssig, freiwillig im Bad den Tod fand."

514 F. Münzer, s. v. Sempronius (26) L. Sempronius Atratinus, RE 2. Reihe, 4. Halbband, 1923, 1366–1368.

Suetons Vita in „De grammaticis et rhetoribus" recht gut bekannt.[515] Diese „bei weitem umfänglichste und inhaltsreichste der erhaltenen Rhetorenviten"[516] endet mit der Beschreibung des von dem „senex" wegen einer unheilbaren Krankheit in seiner Heimatstadt Novaria vollzogenen Suizids mittels der ἀποκαρτέρησις: „laus autem senior ob vitium vomicae Novariam rediit, convocataque plebe causis, propter quas mori destinasset, diu ac more contionantis redditis, abstinuit cibo."[517]

Auf dieselbe Weise wollte sich in augusteischer Zeit ein Senator unbekannten Alters namens Gallus Cerrinius wegen einer plötzlich eingetretenen Erblindung das Leben nehmen, doch eine persönliche Intervention des Princeps selbst konnte ihn schließlich von diesem Vorhaben abbringen: „Gallum Cerrinium senatorem minus sibi familiarem, sed captum repente oculis et ob inediam mori destinantem praesens consolando revocavit ad vitam."[518]

In die nachaugusteische Zeit, aber vielleicht noch in die erste Hälfte des ersten Jahrhunderts n. Chr. gehört der Vater des (69 n. Chr. in den Senat gelangten) Prätors P. Licinius Caecina,[519] der nach Auskunft des Plinius mit Hilfe von Gift seinem ihm aus gesundheitlichen Gründen unerträglich gewordenen Leben ein Ende bereitete; besondere Beachtung verdient dabei der Hinweis des Plinius, daß dies „ebenso noch bei sehr vielen anderen der Fall war."[520]

Im Jahre 56 n. Chr. brachte sich C. Caninius Rebilus, übel beleumdeter Angehöriger des Senatorenstandes und Suffektkonsul im Jahre 37, um, weil er den Qualen eines beschwerlichen hohen Alters entgehen wollte: „Caninius Rebilus, ex primoribus peritia legum et pecuniae magnitudine, crucia-

515 Suet. rhet. 30; vgl. s. v. Albucius (3), RE Suppl. 3, 1918, 71–77 (Gerth); Ch. Walde, s. v. Albucius (3), Der Neue Pauly 1, 1996, 442–443.

516 W.-D. Lebek, Zur Vita des Albucius Silus bei Sueton, Hermes 94, 1966, 361.

517 Suet. rhet. 30: „Schon recht betagt kehrte er wegen des Leidens an einem Geschwür nach Novaria zurück, ließ dort das Volk zusammenrufen, präsentierte lange und in der Art eines Redners in der Volksversammlung die Gründe, wegen derer er beschlossen hatte zu sterben, und enthielt sich der Nahrung."

518 Suet. Aug. 53: „Den Gallus Cerrinius, der nicht gerade zu seinen näheren Freunden gehörte, besuchte er dennoch, als derselbe plötzlich blind geworden war und den Entschluß gefaßt hatte, sich deshalb durch Hunger zu töten, und bewog ihn durch seine tröstenden Vorstellungen, leben zu bleiben" (nach der deutschen Übersetzung von A. Stahr/W. Krenkel, Berlin/Weimar 1965). Vgl. s. v. Cerrinius (3), RE 3, 1899, 1986 (Groag).

519 PIR V 1 L 178.

520 Plin. n. h. 20, 199; vgl. oben S. 95.

tus aegrae senectae misso per venas sanguine effugit, haud creditus sufficere ad constantiam sumendae mortis, ob libidines muliebriter infamis."[521]

Ebenfalls in die Mitte des ersten nachchristlichen Jahrhunderts dürfte der von Seneca mitgeteilte Fall eines todkranken, namentlich unbekannten „senex" gehören, der seinen Leiden durch Selbstmord entgehen wollte, dieser Verlockung jedoch letztlich widerstand.[522]

Nicht nur die Namen, sondern darüber hinaus auch das Lebensalter und die näheren Lebensumstände der Betroffenen sind hingegen unklar im Falle eines von dem jüngeren Plinius mitgeteilten Doppelselbstmordes eines Ehepaares in Comum. In seinem wohl im Jahre 106 n. Chr. verfaßten Brief[523] berichtet Plinius, ein alter Freund habe ihm von diesem Ereignis erzählt, das „einst" (aliquando) stattgefunden habe:

> „Navigabam per Larium nostrum, cum senior amicus ostendit mihi villam atque etiam cubiculum, quod in lacum prominet: ‚ex hoc', inquit, ‚aliquando municeps nostra cum marito se praecipitavit.' causam requisivi. maritus ex diutino morbo circa velanda corporis ulceribus putrescebat. uxor, ut inspiceret, exegit; neque enim quemquam fidelius indicaturum, possetne sanari. vidit, desperavit; hortata est, ut moreretur, comesque ipsa mortis, dux immo et exemplum et necessitas fuit. nam se cum marito ligavit abiecitque in lacum."[524]

---

521 Tac. ann. 13, 30, 2: „Caninius Rebilus, der zu den führenden Männern gehörte wegen seiner Rechtsgelehrtheit und seines großen Reichtums, entging dem qualvollen Siechtum des Alters, indem er das Blut aus den Adern entweichen ließ; man hatte nicht geglaubt, daß er soviel Charakter besitze, den Freitod zu wählen, da er wegen seiner Ausschweifungen wie ein Weibsstück verrufen war." Vgl. die Hinweise bei E. Köstermann, C. Tacitus. Annalen, Band III, Buch 11–13, Heidelberg 1967, 292f.; Parkin 2003, 71.

522 Sen. ep. 98, 15f.: „His sermonibus et aliis similibus lenitur illa vis ulceris, quam opto mehercules mitigari et aut sanari aut stare et cum ipso senescere. Sed securus de illo sum: de nostro damno agitur, quibus senex egregius eripitur. Nam ipse vitae plenus est, cui adici nihil desiderat sua causa, sed eorum quibus utilis est. Liberaliter facit, quod vivit. Alius iam talis cruciatus finisset: hic tam turpe putat mortem fugere quam ad mortem confugere." „Mit diesen Reden und ähnlichen lindert man die Macht des Geschwürs – ich wünsche, bei Gott, sie ließe sich besänftigen oder heilen oder zum Stillstand bringen, und ich könnte mit ihm alt werden. Doch für ihn bin ich unbesorgt: um unseren Verlust handelt es sich, wenn uns dieser hervorragende alte Mann entrissen wird. Denn er selbst hat sein Leben erfüllt; daß es ihm etwas verlängert wird, wünscht er nicht um seinetwillen, sondern um deretwillen, für die er nützlich ist. Verständnisvoll handelt er, daß er lebt. Ein anderer hätte derartige Qualen bereits beendet: er hält es für so schimpflich, vor dem Tod zu fliehen, wie in den Tod zu fliehen." Vgl. Gourevitch 1984, 174.

523 Plin. ep. 6, 24, 2–3; vgl. Sherwin-White 1966, 384.

524 „Ich fuhr auf meinem Lariner See, als mir ein älterer Freund ein Landhaus und auch ein Zimmer zeigte, das auf den See hinausragte. ‚Hieraus', sagte er,

Zwar könnte der Hinweis auf den „diutinus morbus" für ein fortgeschrittenes Lebensalter zumindest des Mannes sprechen, doch bleibt letztlich unklar, ob hier nicht ‚nur' ein krankheitsbedingter, sondern zugleich ein Alterssuizid vorliegt, und dies gilt auch für den nächsten Fall, der wegen seiner typischen Beschaffenheit (Selbstmord aus Krankheitsgründen) dennoch hier angeführt sei:[525]

> Indignas premeret pestis cum tabida fauces
> Inque ipsos vultus serperet atra lues,
> Siccis ipse genis flentes hortatus amicos
> Decrevit Stygios Festus adire lacus.
> Nec tamen obscuro pia polluit ora veneno
> Aut torsit lenta tristia fata fame,
> Sanctam Romana vitam sed morte peregit
> Dimisitque animam nobiliore rogo.
> Hanc mortem fatis magni praeferre Catonis
> Fama potest: huius Caesar amicus erat.

> „Als ein zehrendes Geschwür den schuldlosen Hals von Festus befiel
> und die schwarze Seuche sogar auf sein Gesicht kroch,
> tröstete er selber trockenen Auges die weinenden Freunde
> und beschloß, zu den stygischen Wassern zu gehen.
> Doch er entstellte sein edles Gesicht nicht durch verborgen wirkendes Gift,
> machte auch sein trauriges Ende nicht durch einen langsamen Hungertod qualvoll,
> sondern beschloß sein untadeliges Leben mit einem römischen Tod
> und entließ seine Seele auf eine edlere Art des Sterbens.
> Diesen Tod kann der Ruhm noch über das Schicksal des großen Cato stellen:
> Caesar war sein Freund."

Der hier genannte Festus wird seit langem mit C. Calpetanus Rantius Quirinalis Valerius Festus identifiziert,[526] der im Jahre 71 n. Chr. den Konsulat

---

‚hat sich einmal eine Landsmännin von mir zusammen mit ihrem Mann in die Tiefe gestürzt.' Ich fragte nach dem Grund. Ihr Mann bekam nach einer langwierigen Krankheit an den Schamteilen eiternde Geschwüre. Seine Frau verlangte, sie zu sehen. Denn niemand werde aufrichtiger sagen, ob er geheilt werden könne. Sie sah die Geschwüre und gab alle Hoffnung auf. Sie forderte ihn auf zu sterben und war selbst seine Begleiterin, ja sogar seine Führerin im Tode; sie gab ihm ein Beispiel und überzeugte ihn von der Notwendigkeit. Denn sie band sich mit ihrem Mann zusammen und stürzte sich so in den See."

525 Mart. I 78.

526 s. v. Calpetanus (2) C. Calpetanus Rantius Quirinalis Valerius Festus, RE III, 1899, 1363–1364 (Groag); W. Eck, s. v. Valerius (II 8) C. Calpetanus Rantius Quirinalis V. Festus, Der Neue Pauly 12, 2002, 1108.

bekleidete, in dem darauffolgenden Jahrzehnt mehrere Prokonsulate ausfüllte[527] und dann (um 84–85 n. Chr.) möglicherweise als Mittfünfziger den von Martial bedichteten Suizid vollzog. Interessanterweise hebt Martial hier den ‚heroischen' Selbstmord des Festus von den offenbar gängigeren und daher weniger geschätzten Methoden des Suizids durch Gifteinnahme oder Nahrungsabstinenz ab.

In einem bereits mehrfach erwähnten Brief aus dem Jahre 97 oder 98 n. Chr.[528] berichtet der jüngere Plinius von dem Selbstmord des Corellius Rufus, der wohl bald nach dem kurzen Prinzipat Nervas stattfand. Corellius Rufus hatte als „homo novus" unter Vespasian und Titus Karriere gemacht, dann aber unter Domitian an Einfluß verloren.[529] Freiwillig hatte er im Alter von 67 Jahren den Tod gefunden („decessit Corellius Rufus et quidem sponte"), und Plinius läßt erkennen, daß dieser Vorgang keinen Einzelfall bildete, denn er stellt allgemein den ‚natürlichen', durch Krankheit hervorgerufenen Tod dem ‚unnatürlich' von eigener Hand bereiteten Ende gegenüber: „est enim luctuosissimum genus mortis, quae non ex natura nec fatalis videtur. nam utcumque in illis, qui morbo finiuntur, magnum ex ipsa necessitate solacium est, in iis vero, quos accersita mors aufert, hic insanabilis dolor est, quod creduntur potuisse diu vivere."[530] Corellius Rufus, in glücklichen familiären Verhältnissen lebend, hatte seine Entscheidung bewußt und wohlabgewogen nach jahrzehntelang ertragenem Gichtleiden getroffen: „sed tam longa, tam iniqua valetudine conflictabatur, ut haec tanta pretia vivendi mortis rationibus vincerentur. tertio et tricensimo anno, ut ipsum audiebam, pedum dolore correptus est."[531] Als der verhaßte Domitian gestorben war,[532] hatte er gewissermaßen sein letztes Lebensziel erreicht und beugte sich nun dem unaufhörlich progredierenden Leiden: „increverat valetudo, quam temperantia mitigare temptavit, per-

527 W. Eck, Senatoren von Vespasian bis Hadrian. Prosopographische Untersuchungen mit Einschluß der Jahres- und Provinzialfasten der Statthalter (Vestigia 13), München 1970, 82ff. 89. 119ff. 125ff. 130.

528 Plin. ep. 1, 12; siehe oben S. 27f. 40.

529 Sherwin-White 1966, 111f.

530 Plin. ep. 1, 12, 1–2: „Ist es doch besonders traurig, wenn der Tod nicht natürlich und schicksalhaft erscheint. Denn bei denen, die von einer Krankheit dahingerafft werden, liegt immerhin ein starker Trost eben in der Unabwendbarkeit; bei denen, die ein freiwilliger Tod entführt, ist der Schmerz darüber unheilbar, weil man glaubt, sie hätten noch lange leben können."

531 Plin. ep. 1, 12, 4–5: „Aber ihn plagte eine so langwierige, quälende Krankheit, daß diese Reize, die ihn ans Leben fesselten, von den Gründen, in den Tod zu gehen, aufgewogen wurden. Im 33. Lebensjahr ist er, wie ich von ihm selbst gehört habe, von der Gicht befallen worden."

532 Plin. ep. 1, 12, 8.

severantem constantia fugit."[533] Von dieser Entscheidung hatten ihn weder seine Frau noch seine Freunde oder sein Arzt abbringen können.[534]

In dem etwa gleichzeitigen, ebenfalls schon mehrfach erwähnten Fall des Titius Aristo, eines der führenden (nicht dem Senatorenstand angehörenden) Rechtsgelehrten seiner Zeit,[535] verhielt sich dies anders. Auch Aristo hatte nach langem Leiden den Freitod erwogen:

> „Mirareris, si interesses, qua patientia hanc ipsam valetudinem toleret, ut dolori resistat, ut sitim differat, ut incredibilem febrium ardorem immotus opertusque transmittat. nuper me paucosque mecum, quos maxime diligit, advocavit rogavitque, ut medicos consuleremus de summa valetudinis, ut, si esset insuperabilis, sponte exiret e vita, si tantum difficilis et longa, resisteret maneretque: dandum enim precibus uxoris, dandum filiae lacrimis, dandum etiam nobis amicis, ne spes nostras, si modo non essent inanes, voluntaria morte desereret."[536]

Die Prognose der „medici" konnte ihn jedoch von der von so vielen geteilten Neigung,[537] dem eigenen Leiden durch Selbstmord zu entkommen, zur Freude seines Freundes Plinius gerade noch abbringen.

Wenige Jahre später (103 n. Chr.?) hatte Plinius jedoch erneut den Fall eines krankheits- und altersbedingten Suizids in seinem engeren persönlichen Umkreis zu beklagen:

> „Modo nuntiatus est Silius Italicus in Neapolitano suo inedia finisse vitam; causa mortis valetudo. erat illi natus insanabilis clavus, cuius taedio ad mortem inrevocabili constantia decucurrit, usque ad supremum diem beatus et felix, nisi quod minorem ex liberis duobus amisit; sed maiorem melioremque florentem atque etiam consularem reliquit."[538]

---

533 Plin. ep. 1, 12, 9: „Sein Leiden hatte sich weiter verschlimmert; er suchte es wieder durch Maßhalten zu lindern; als es anhielt, brachte er den Mut auf, sich ihm zu entziehen."

534 Plin. ep. 1, 12, 9ff.

535 Sherwin-White 1966, 136f.; vgl. bereits oben S. 5f.

536 Plin. ep. 1, 22, 7–9: „Du würdest Dich wundern, wenn Du da wärest, mit welcher Geduld er selbst diese Krankheit erträgt, wie er gegen den Schmerz ankämpft, wie er es aufschiebt, den Durst zu löschen, wie er die unglaubliche Fieberhitze unbewegt und zugedeckt übersteht. Neulich ließ er mich zusammen mit einigen wenigen, die er besonders schätzt, zu sich rufen und bat uns, die Ärzte nach dem Gesamtbild seiner Krankheit zu befragen, auf daß er freiwillig aus dem Leben schiede, wenn sie unheilbar sei; sei sie aber nur schwer und langwierig, werde er Widerstand leisten und am Leben bleiben; er müsse nämlich den Bitten seiner Frau, den Tränen seiner Tochter und auch uns Freunden nachgeben, damit er nicht unsere Hoffnungen, wenn sie nur nicht unbegründet seien, durch einen freiwilligen Tod enttäusche."

537 Plin. ep. 1, 22, 10.

538 Plin. ep. 3, 7, 1–2: „Gerade eben meldete man mir, Silius Italicus habe auf seinem Landgut bei Neapel seinem Leben durch Hungern ein Ende gemacht.

Silius Italicus, Autor der „Punica“, hatte sich in hohem Alter mit 75 Jahren nach einem erfüllten Leben aus freier Überlegung den Tod gegeben, da seine Krankheit ihm nur noch Lebensüberdruß („taedium vitae“) bereitet hatte.

Ähnliches könnte möglicherweise für einen wie Plinius in Comum beheimateten Mann gelten, für P. Atilius Septicianus. Denn laut seinem Grabepigramm hatte er sich durch den Tod von schlimmen Leiden und schrecklichen Übeln, die sein Leben mit sich gebracht hatte, befreit: „Morborum vitia et vitae mala maxima fugi. Nunc careo poenis, pace fruor placida.“[539]

Ein weiteres der seltenen epigraphischen Zeugnisse für einen begangenen Selbstmord stammt aus dem italischen Aeclanum und betrifft den wohl zwischen 120 und 126 n. Chr. im Alter zwischen 70 und 80 Jahren verstorbenen M. Pomponius Bassulus, der als „duumvir quinquennalis“ zur lokalen Elite seiner Heimatstadt gehört hatte.[540] In seinem Grabepigramm wird deutlich, daß er sich aufgrund physischer Leiden den erwünschten, Erleichterung gewährenden Tod bereitet hatte:

> „D(is) M(anibus) M(arco) Pomponio, M(arci) f(ilio), M(arci) n(epoti), M(arci) pron(epoti), M(arci) abn(epoti) Cor(nelia) Bassulo, (duo)vir(o) q(uin)q(uennali).
> Ne more pecoris otio transfungere[r],
> Menandri paucas vorti scitas fabulas,
> Et ipsus (!) etiam sedulo finxi novas.
> Id quale qualest chartis ma[n]datum diu.
> Verum vexatus animi curis anxiis,

Die Todesursache war eine Krankheit. Es hatte sich bei ihm ein unheilbares Geschwür gebildet; aus Ekel davor ging er mit unerschütterlicher Standhaftigkeit dem Tode entgegen, vollkommen glücklich bis zu seinem letzten Tag, nur daß er den jüngeren seiner beiden Söhne verlor; den älteren und besser veranlagten jedoch ließ er in glänzenden Verhältnissen und sogar als Konsular zurück.“

539 CIL V 5278 = ILS 6729 = Buecheler CLE 1274; vgl. oben S. 101f. mit der deutschen Übersetzung in Anm. 467; bei Gourevitch (1984) ist der Fall nicht berücksichtigt, Voisin (1987, 277 Anm. 82) akzeptiert ihn jedoch als Suizid (die ebendort angekündigte Neubehandlung dieses Textes durch Voisin ist meines Wissens bislang nicht erschienen).

540 CIL IX 1164 = ILS 2953 = Buecheler CLE 97 = Voisin 1987, 279f. Nr. 20 mit den Erläuterungen ebenda 274ff.: „Den Totengöttern. Für Marcus Pomponius Bassulus, Sohn des Marcus, Enkel des Marcus, Urenkel des Marcus, Ururenkel des Marcus, aus der Tribus Cornelia, den duovir quinquennalis. Um nicht nach Art des Viehs die Muße verstreichen zu lassen, habe ich wenige hübsche Stücke Menanders übersetzt und selbst auch eifrig neue verfaßt. Dergleichen ist lange dem Papier übergeben. Aber von angstvollen Sorgen um die Seele gequält und auch von manchen Schmerzen des Körpers, so daß beides über die Maßen verdrießlich war, habe ich den erwünschten Tod erlangt. Der schafft mir auf seine Art alle Erleichterung.“

> Non nullis etiam corpo[ris dol]oribus,
> Utrumque ut esset taed[i]o[sum ultr]a modum,
> Optatam mortem pot[itus. Ea] mihi
> Suo de more cuncta d[at lev]amina...

In nahezu dieselbe Zeit fällt der ebenfalls alters- und krankheitsbedingte Suizid des Philosophen Euphrates, der seinen Tod offenbar in postsokratischer Weise zu inszenieren wußte: „Dies waren so die Ereignisse in jenem Jahr (sc. 119 n. Chr.), und außerdem starb der Philosoph Euphrates den Freitod; Hadrian hatte ihm nämlich erlaubt, bei seinem hohen Alter und schlechten Gesundheitszustand den Schierlingsbecher zu leeren."[541]

Nicht genauer datierbar ist wieder der nächste der hier anzuführenden, wenigen epigraphisch belegten Fälle eines Suizids:

> „D(is) M(anibus) S(acrum) Telesiniae Crispinillae coniugi sanctissimae quae ob desiderium P(ublii) Lali Gentiani Victoris fili sui piissimi vivere abominavit et post dies XV fati eius animo despondit. P(ublius) Lalius Modestus maritus cum qua vixit ann(os) XXXVIIII m(enses) IIII sine ulla quaerella."[542]

Während der letztgenannte (topische) Hinweis auf ein 39 Jahre währendes, angeblich konfliktfreies Zusammenleben der idealisierenden Rückschau des trauernden Gatten geschuldet sein mag, sind gegenüber der Annahme, daß seine Frau sich das Leben genommen hatte, kaum Zweifel angebracht, denn „les deux termes ‚vivere abominavit' et ‚animo despondit' qui se renforcent (le premier annonçant et expliquant le second), autorisent à conclure à une mort volontaire."[543] Da die über den Tod ihres Sohnes verzweifelte Selbstmörderin nahezu vier gemeinsame Jahrzehnte mit ihrem Gatten verbracht hatte, dürfte sie zumindest eine Endfünfzigerin gewesen sein, als sie aus dem Leben schied.

Der prominenteste (Alters-)Suizid des 2. Jh.s n. Chr. ist mit dem Namen des Kaisers Hadrian verbunden. Hadrian, 76 n. Chr. geboren, starb im Alter von 62 Jahren im Jahre 138, ob infolge eines letztlich selbst herbeigeführten Todes oder ohne eigenes Zutun, wird schon in den antiken Quel-

541 Cass. Dio. 69, 8, 3: ἐν μὲν τῷ ἔτει ἐκείνῳ ταῦτά τε ἐγένετο καὶ ὁ Εὐφράτης ὁ φιλόσοφος ἀπέθανεν ἐθελοντής, ἐπιτρέψαντος αὐτῷ καὶ τοῦ Ἁδριανοῦ κώνειον καὶ διὰ τὸ γῆρας καὶ διὰ τὴν νόσον πιεῖν; vgl. van Hooff 1990, 36; Huttner 2009, 307f.

542 CIL IX 2229 = Voisin 1987, 279 Nr. 19 (mit Erläuterungen ebenda 274); nicht enthalten in Gourevitch 1984. „Den Totengöttern geweiht. Für Telesinia Crispinilla, die tugendhafte Gattin, die wegen ihrer Sehnsucht nach P. Lalius Gentianus Victor, ihrem rechtschaffensten Sohn, zu leben verabscheute und fünfzehn Tage nach seinem Tod ihr Leben aufgab. P. Lalius Modestus, ihr Gatte, der mit ihr 39 Jahre und 4 Monate ohne jeden Mißklang gelebt hat (hat dieses Grabmal gesetzt)."

543 Voisin 1987, 274.

len unterschiedlich beurteilt. Einschlägig ist zunächst der im frühen 3. Jh. n. Chr. verfaßte Bericht von Cassius Dio, der uns in einem byzantinischen Exzerpt erhalten ist:[544]

> Ἀδριανὸς δὲ μαγγανείαις μέν τισι καὶ γοητείαις ἐκενοῦτό ποτε τοῦ ὑγροῦ, πάλιν δ᾽ αὐτοῦ διὰ ταχέος ἐπίμπλατο. ἐπεὶ οὖν πρὸς τὸ χεῖρον ἀεὶ ἐπεδίδου καὶ καθ᾽ ἑκάστην τρόπον τινὰ ἡμέραν ἀπώλλυτο, ἀποθανεῖν ἐπεθύμησε, καὶ ᾔτει μὲν πολλάκις καὶ φάρμακον καὶ ξίφος, ἐδίδου δὲ οὐδείς. ὡς δ᾽ οὖν οὐδεὶς αὐτῷ καίτοι χρήματα καὶ ἄδειαν ὑπισχνουμένῳ ὑπήκουε, μετεπέμψατο Μάστορα ἄνδρα βάρβαρον Ἰάζυγα, ᾧ αἰχμαλώτῳ γενομένῳ πρὸς τὰς θήρας διά τε ἰσχὺν καὶ δι᾽ εὐτολμίαν ἐκέχρητο, καὶ τὰ μὲν ἀπειλῶν αὐτῷ τὰ δὲ ὑπισχνούμενος ἠνάγκασεν αὐτὸν ἐπαγγείλασθαι τὴν σφαγήν. καί τι καὶ χωρίον ὑπὸ τὸν μαστόν, πρὸς Ἑρμογένους τοῦ ἰατροῦ ὑποδειχθέν, χρώματί τινι περιέγραψεν, ὅπως κατ᾽ αὐτὸ πληγεὶς καιρίαν ἀλύπως τελευτήσῃ. ἐπεὶ δ᾽ οὐδὲ τοῦτο αὐτῷ προεχώρησεν (ὁ γὰρ Μάστωρ φοβηθεὶς τὸ πρᾶγμα καὶ ἐκπλαγεὶς ὑπεχώρησε), πολλὰ μὲν ἑαυτὸν ἐπὶ τῇ νόσῳ ὠδύρατο πολλὰ δὲ καὶ ἐπὶ τῇ οὐκ ἐξουσίᾳ, ὅτι μὴ οἷός τ᾽ ἦν ἑαυτὸν ἀναχρήσασθαι, καίτοι τοὺς ἄλλους ἔτι καὶ τότε δυνάμενος· καὶ τέλος τῆς τε ἀκριβείας τῆς κατὰ τὴν δίαιταν ἀπέσχετο, καὶ ταῖς μὴ προσηκούσαις ἐδωδαῖς καὶ ποτοῖς χρώμενος ἐτελεύτησε, λέγων καὶ βοῶν τὸ δημῶδες, ὅτι πολλοὶ ἰατροὶ βασιλέα ἀπώλεσαν.

> „Eine Zeit lang konnte sich Hadrian durch bestimmte Zaubermittel und Beschwörungen zwar immer wieder von seiner Wassersucht befreien, doch rasch füllte sich stets von neuem sein Körper. Da es ihm immer schlechter ging und man von einem täglichen Sterben sprechen konnte, wünschte er selbst den Tod herbei und verlangte wiederholt nach einem Gift oder Schwert, niemand aber wollte es ihm geben. Wie nun kein Mensch, obwohl er doch Geld und Straffreiheit versprach, auf ihn hören wollte, ließ er Mastor, einen jazygischen Barbaren und Kriegsgefangenen, den der Kaiser wegen seiner Kraft und Kühnheit zur Jagd verwendet hatte, zu sich kommen und nötigte ihn teils durch Drohungen, teils durch Versprechungen zur Zusage, daß er ihn töten werde. Hadrian umfuhr nun mit einer gewissen Farbe eine Stelle unterhalb der Brustwarze, die ihm sein Leibarzt Hermogenes bezeichnet hatte; hier sollte der tödliche Stoß treffen und ihm ein schmerzloses Ende bereiten. Doch auch mit diesem Plan hatte der Kaiser keinen Erfolg, da Mastor vor der Tat Angst bekam und sich entsetzt entfernte. Da jammerte er viel über sich wegen der Krankheit, viel auch wegen der Unmöglichkeit, einen Selbstmord zu begehen, während er doch trotz seiner Lage selbst jetzt noch die anderen töten lassen konnte. Schließlich kümmerte er sich nicht mehr um die strenge Einhaltung der Diät, genoß unzuträgliche Speisen und Getränke und fand so den Tod. Laut rief er dabei das im Volksmund umgehende Wort: ‚Viele Ärzte haben einen Kaiser umgebracht!'"

544 Cass. Dio 69, 22.

Dieser Text vermittelt mehrere bemerkenswerte Einsichten: Altersleiden, Todeswunsch und der Entschluß zum Selbstmord bilden eine kausal verknüpfte Motivkette. Auch Beihilfe zum Suizid scheint ein stets naheliegender Gedanke gewesen zu sein, der hier noch durch die Tatsache, daß der Kaiser selbst der potentielle Selbstmörder ist, seine Brisanz erhält. Gemäß Dio führt Hadrian schließlich seinen Tod durch bewußte Fehlernährung selbst herbei. Der Parallelbericht – gewiß auch mit direkter Benutzung des Dio-Textes verfaßt – stammt aus der Hadrians-Vita der wohl erst im späten 4. Jh. n. Chr. entstandenen Historia Augusta.[545] Laut der Historia Augusta unternahm Hadrian mehrere Selbstmordversuche.[546] In HA, H 24, 8 wird sein suizidärer Antrieb mit Lebensüberdruß („taedium vitae„) begründet: „Bereits ein Opfer völligen Lebensüberdrusses, befahl Hadrian einem Sklaven, ihn mit dem Schwert zu durchbohren."[547] Nach der Vereitelung dieses ersten Versuches nimmt Hadrian angeblich einen zweiten Anlauf: „Übrigens machte Hadrian nach Abfassung seines Testamentes einen weiteren Selbstmordversuch; als man ihm den Dolch wegnahm, steigerte sich sein Erregungszustand. Er verlangte auch Gift von seinem Arzt, der sich diesem Ansinnen durch Selbstmord entzog."[548] Daraufhin habe sich Hadrian gesundheitlich zunächst wieder erholt und sei erst bald darauf eines natürlichen Todes gestorben.[549]

Auch wenn die Historizität der Details umstritten ist und letztlich ungeklärt bleiben muß, so muß man angesichts der einhelligen Überlieferung von Cassius Dio bis zur Historia Augusta die Grundelemente Krankheit, Lebensüberdruß, Todeswunsch, Selbstmordversuch(e) für authentisch erachten.[550] Bei allen berechtigten Vorbehalten gegenüber der Historia Augusta kann daher in diesem Fall – da die Kernmotive der Schilderung in

545 Zur Benutzung von Dio durch den Verfasser der Historia Augusta siehe nur die Hinweise bei A. Chastagnol, Histoire Auguste. Les empereurs romains des IIe et IIIe siècles, Paris 1994, LIX–LXI; zur Vita Hadriani ist nun einschlägig: Fündling 2006.

546 Vgl. dazu T. Arand, Das unverdiente Ende. Suizid- und Todesdarstellungen in der Historia Augusta als Elemente literarischer Bewertung im Kontext paganer Selbstbehauptung, Berlin 1999, besonders 62ff.; Voisin 1999.

547 HA, H 24, 8: „Hadrianus autem ultimo vitae taedio iam adfectus gladio se transfigi a servo iussit." Dazu siehe Fündling, 2006, 1088ff.

548 HA, H 24, 11–12: „et post testamentum quidem iterum se est conatus occidere; subtracto pugione saevior factus est. petit et venenum a medico, qui se ipse, ne daret, occidit"; vgl. Fündling 2006, 1094f.

549 HA, H 25, 1–6; Fündling 2006, 1097ff.

550 So auch Fündling 2006, 1090. Unkorrekt urteilt Rütten 1997, 86: „Nur in der Schilderung der Historia Augusta finden die Motive Krankheit, Selbstmord durch Gift und ärztliche Beihilfe zusammen." All diese Motive finden sich auch bei Cassius Dio, wenn auch in anders komponierter Ereignisfolge; so explizit auch Voisin 1999, 309.

der „Vita Hadriani" durch die Darstellung bei Cassius Dio, also durch einen weiteren, nicht in der HA selbst stehenden Text verifiziert werden[551] – der Bericht in der HA als weiterer Beleg dafür gelten, daß der alters- und krankheitsbedingte Suizid eine etablierte Handlungsoption in der kaiserzeitlichen römischen Gesellschaft darstellte, und diese Einsicht stellt sich auch bei der Lektüre der Marc Aurel-Vita in der Historia Augusta ein.

Dem als Philosoph geltenden und entsprechend stilisierten Kaiser, zum Zeitpunkt seines Todes im Jahre 180 n. Chr. 59 Jahre alt, stand natürlich die stoische Haltung der Todesverachtung und des tapfer erwogenen Selbstmordes gut an, zumal sich diese Gedanken in seinen eigenen „Selbstbetrachtungen" finden.[552] Und so schreibt denn auch nur die Historia Augusta – nicht aber die Parallelquellen und potentiellen Vorlagen der Historia Augusta, Cassius Dio und Herodian – ihm eine aus Alter und Krankheit resultierende Neigung zum Suizid und zum (erfolgreichen) Versuch der ἀποκαρτέρησις zu:[553]

> „Folgendermaßen ging es mit Marcus zu Ende: Als er krank geworden war, berief er seinen Sohn zu sich ... Hernach nahm er in dem Wunsch zu sterben weder Speise noch Trank zu sich und verschlimmerte so die Krankheit ... Am siebten Tage wurde es schlimmer mit ihm, und er ließ nur den Sohn vor ... Nach des Sohnes Weggang verhüllte er sein Haupt, als gedächte er zu schlafen; aber im Verlauf der Nacht hauchte er seinen Geist aus."[554]

Die Fiktionalität dieses Berichtes steht außer Frage, aber allein schon die Art der Einzelbestandteile, aus denen die Darstellung komponiert wurde, ist aufschlußreich für das in der hohen Kaiserzeit gängige Denkmodell, welches den Suizid als Handlungsoption für Alte und Kranke grundsätzlich kennt und thematisiert.

---

551 Zur notwendigen Beachtung dieses wichtigen Grundsatzes siehe H. Brandt, Facts and Fictions – die Historia Augusta und das 3. Jahrhundert, in: K.-P. Johne u. a. (Hrsgg.), Deleto paene imperio romano. Transformationsprozesse des Römischen Reiches im 3. Jahrhundert und ihre Rezeption in der Neuzeit, Stuttgart 2006, 18f.

552 Siehe oben S. 98.

553 Voisin 1999, 315: „Le récit que propose l'HA occupe presque tout le paragraphe 28 de la Vie. Il précise que Marc Aurèle malade refuse de se nourrir car il voulait mourir (mori cupiens). Schéma classique pour les personnes âgées et les grands malades."

554 HA, MA 28, 1–9: „Mors autem talis fuit: cum aegrotare coepisset, filium advocavit ... deinde abstinuit victu potuque mori cupiens auxitque morbum ... septimo die gravatus est et solum filium admisit ... dimisso filio caput operuit quasi volens dormire, sed nocte animam efflavit."

Die Verbindung von Alterssuizid und Philosophie begegnet auch im Falle des Demonax, über dessen Selbstmord Lukian in seiner Demonax-Vita Einzelheiten mitteilt. In dieser Biographie des kynischen Gelehrten (ca. 70–170 n. Chr.) und Lehrers Lukians[555] verzichtet der große Spötter Lukian ausnahmsweise auf satirische Darstellungsweisen und motiviert den selbstgewählten Tod des Weisen mit dessen Einsicht, nicht länger für sich selbst sorgen zu können.[556]

Schließlich soll im frühen 3. Jh. n. Chr. auch der aus dem phrygischen Hierapolis stammende Sophist P. Aelius Antipatros seinem Leben im hohen Alter (mit 68 Jahren) freiwillig durch Fasten ein Ende gesetzt haben. Antipatros hatte es unter den Severern bis zum „ab epistulis Graecis", „consularis" und kaiserlichen Statthalter Bithyniens gebracht und war Lehrer der Severussöhne Caracalla und Geta gewesen.[557]

Der krankheits-, alters- oder durch die soziale und ökonomische Situation bedingte Suizid gerade betagter Menschen dürfte, wie gesehen,[558] auch in der Spätantike trotz der strikten Ablehnung durch die christliche Kirche vorgekommen sein, aber er wurde nun in noch stärkerem Maße als in den vorhergehenden Jahrhunderten verschwiegen oder gar tabuisiert.[559] Das weitgehende Fehlen ausführlich dokumentierbarer Einzelfälle aus dieser Epoche kann daher kaum überraschen. Das von Laktanz kolportierte Urteil heidnisch kaiserlicher Kreise, „die Christen pflegten gerne zu sterben",[560] bezieht sich allerdings gewiß ausschließlich auf die zum Märtyrertod entschlossenen Christen, nicht etwa auf die ‚gewöhnlichen' Selbstmörder. Und wenn unter den insgesamt 28 Fällen der von J. L. Voisin erstellten „prosopographie des morts volontaires chrétiens"[561] auch wenige hochbetagte Märtyrer verzeichnet sind,[562] so gilt für diese dasselbe wie etwa für den alten Kaiser Gordian I., der sich in politisch aussichtsloser Lage erhängte,[563] oder den 90jährigen L. Iulius Ursus Servianus, den Hadrian in

555 M.-O. Goulet-Caze, s. v. Demonax (3), Der Neue Pauly 3, 1997, 460f.

556 Luk. Dem. 3f. 63ff; vgl. van Hooff 1990, 36, D. U. Hansen, Lukians Peregrinos: zwei Inszenierungen eines Selbstmordes, in: Lukian. Der Tod des Peregrinos, hrsg. von P. Pilhofer u. a. (SAPERE IX), Darmstadt 2005, 129ff.

557 Philostr. vita Sophist. 2, 24: βίου μὲν δὴ ὀκτὼ καὶ ἑξήκοντα ἔτη τῷ Ἀντιπάτρῳ ἐγένετο καὶ ἐτάφη οἴκοι, λέγεται δὲ ἀποθανεῖν καρτερίᾳ μᾶλλον ἢ νόσῳ. Vgl. E. Bowie, s. v. Antipatros (12), Der Neue Pauly 1, 1996, 780f.

558 Siehe oben S. 103ff.

559 Wenig Aufschlußreiches zur Spätantike und zum frühen Mittelalter bietet van Hooff 2007; einschlägig ist hingegen jetzt Hofmann 2007.

560 Lact. mort. pers. 11, 3: „illos libenter mori solere"; vgl. Hofmann 2007, 123.

561 Voisin 2005, 359.

562 Eus. HE 6, 41, 7. 22f.

563 HA, v. Max. 19, 2. Gd 16, 3. MB 4, 3.

den selbst vollzogenen Tod trieb:[564] Nicht ihr hohes Alter bildete das entscheidende Selbstmordmotiv, sondern andere, altersunabhängige Gründe.

Für diejenigen hingegen, denen das Leben aufgrund von Alter oder Krankheit mehr und mehr eine drückende Last bedeutete und die ihren Tod herbeiwünschten oder zu beschleunigen suchten, stellte sich vor allem die Frage nach den Sterbeumständen, denn auch sie wollten gewiß, nicht anders als seinerzeit der greise Kaiser Augustus, εὐθανασίαν, also „einen guten Tod" haben.[565]

---

564 HA, H 15, 8. 23, 2. 23, 8. 25, 8.

565 Suet. Aug. 99, 1–2: „sortitus exitum facilem et qualem semper optaverat. nam fere quotiens audisset cito ac nullo cruciatu defunctum quempiam, sibi et suis εὐθανασίαν similem – hoc enim et verbo uti solebat – precabatur." („Er starb leicht und schmerzlos, wie er immer gewünscht hatte. Denn sooft er früher vernahm, daß irgendwer schnell und ohne Schmerzen gestorben sei, pflegte er von den Göttern eine ähnliche ‚Euthanasie' – denn dieses Wort pflegte er zu gebrauchen – für sich und die Seinen zu erbitten.") Dazu siehe jetzt ausführlich D. Wardle, A Perfect Send-Off: Suetonius and the Dying Art of Augustus (Suetonius, Aug. 99), Mnemosyne 60, 2007, 443–463.

8. ‚EINEN GUTEN TOD HABEN': ALTERSSUIZID UND EUTHANASIE

Der Antike ist die Vorstellung eines ‚guten Todes' geläufig.[566] Explizite Belege für das Begriffsfeld des εὐθανάτως ἔχειν[567] existieren seit dem 5. Jh. v. Chr., und im frühen Hellenismus bezeichnet der Dichter Poseidippos die εὐθανασία als Gottesgeschenk:[568]

> ὧν τοῖς θεοῖς ἄνθρωπος εὔχεται τυχεῖν,
> τῆς εὐθανασίας κρεῖττον οὐδὲν εὔχεται.

Ein „gutes Alter" endet idealerweise in einem ‚guten Tod', wobei die Qualität von Leben und Tod sich natürlich nach den subjektiven, jeweils gültigen Wünschen und Wertvorstellungen bemißt. Gemäß dem stoischen Tugendbegriff unterliegen somit auch das Alter und das Lebensende dem Kriterium der Tugendhaftigkeit: „Gutes Alter bedeutet, in jeder Phase des Alters der Tugend gemäß sein Leben zu führen, und gutes Sterben bedeutet, gemäß der Tugend sein Leben zu vollenden mit irgendwie beschaffener Art des Todes."[569] Und der jüdische Autor Philo von Alexandria stellt im 1. Jh. n. Chr. die rhetorische Frage: „Wer weiß nicht, daß ein glückliches Alter und ein guter Tod die höchsten menschlichen Güter sind?"[570] Diametral entgegengesetzt werden derlei Errungenschaften des zivilisierten antiken Denkens dem barbarischen Usus der (angeblich zum Teil mit Kannibalismus gepaarten) Altentötung, welche die antiken Autoren von

---

566 Zum folgenden siehe besonders Potthoff 1982, 12ff.; Vogt 1982; Lebek 2002, 265ff.; van Hooff 2004, 975ff.; Bergdolt 2004, 42ff.; Benzenhöfer 2009, 13ff.

567 Kratinos frgm. 454 (PCG edd. Kassel/Austin IV p. 321): ἐπιθανάτως ἔχειν, καὶ ὡς Ἡρόδοτος ἐδυσθανάτει, οὗ τὸ ἐναντίον εὐθανάτως Κρατῖνος λέγει.

568 Poseidipp. frgm. 19 PCG: „Von allem, was ein Mensch von den Göttern zu erlangen bittet, erfleht er nichts Höheres als den guten Tod" (Übersetzung: Vogt 1982, 70).

569 Stoicorum veterum fragmenta (ed. von Arnim, 1924) III 156 Nr. 601: εὐγηρεῖν γὰρ εἶναι τὸ μετὰ ποιοῦ γήρως διεξάγειν κατ' ἀρετήν, εὐθανατεῖν δὲ τὸ μετὰ ποιοῦ θανάτου κατ' ἀρετὴν τελευτᾶν (Übersetzung: nach Vogt 1982, 70); vgl. zu der Stelle auch Lebek 2002, 267.

570 Philo, De sacrificiis Abelis et Caini 100: τίς οὖν ἀγνοεῖ ὅτι εὐγηρία καὶ εὐθανασία μέγιστα τῶν ἀνθρωπείων ἀγαθῶν ἐστιν;

außergriechischen (und außerrömischen) Völkerschaften zu berichten wissen.[571]

‚Euthanasie' im antiken Wortsinne bedeutet also – im Gegensatz zum modernen Sprachgebrauch – zunächst einmal nicht etwa ein aktives Tun oder gezieltes Unterlassen Dritter,[572] sondern bezeichnet ursprünglich allein das (passivische, nicht individuell steuerbare) Erleiden eines (gnädigen oder wenigstens nicht allzu qualvollen) Schicksals. Das gilt auch für die römische Vorstellung des „bene mori", welches ebenfalls als idealer Endpunkt eines „bene vivere"gilt: „Vor Eintritt in das Alter sorgte ich dafür, gut zu leben, im Alter, gut zu sterben: gut zu sterben, heißt aber, gern zu sterben."[573] Was in concreto ein ‚guter Tod' ist, richtet sich, wie gesagt, gemäß antiker Auffassung nach den (individuell akzeptierten) Normen und gültigen Wertmaßstäben, auf jeden Fall aber spielt dabei stets der Gedanke der Leidens- und Schmerzfreiheit eine bedeutende Rolle. Dem entspricht die Vorstellung eines „leichten Todes", die sich bereits bei dem Aristotelesschüler Theophrast findet, der im Zusammenhang mit Giften mehrfach darauf hinweist, daß auf diese Weise „ein leichter und schneller Tod" ermöglicht (im Falle des Schierlings) beziehungsweise nicht erlangt (im Falle des Ephemoron) werde.[574] Und exakt diese Variante des „bene mori", des leichten, raschen, möglichst quallosen Todes bildete den Hintergrund auch

571 Hdt. III 38. 99 (indische Kallatier); I 216 (Massageten); zu beiden Stellen: R. Bichler, Herodots Welt, Berlin 2000, 48f.; zur Überlieferung von entsprechenden Bräuchen der Sarden siehe (mit allen Nachweisen) M. Pittau, Geronticidio, eutanasia e infanticidio nella Sardegna antica, in: Africa Romana VIII, Catania 1991, 703ff. Weitere Belege für „senicide" kompiliert und kommentiert Parkin 2003, 260ff. Die umfassendste Behandlung des Phänomens bietet jetzt P. Schneider, L'élimination des vieillards et des malades: regard grec sur les sociétés des confins de l'*oikumene,* in: M. Molin (Hrsg.), Les régulations sociales dans l'antiquité. Actes du Colloque d'Angers 23 et 24 mai 2003, Rennes 2006, 43–53.

572 In diesem ‚unantiken' Sinne operiert auch Parkin (2003, 259ff.) mit dem Euthanasie-Begriff. Siehe hingegen A. van Hooff, s. v. Euthanasie, in: Leven 2005, 284f.: „Die moderne Verwendung von E(uthanasie) als terminus technicus für freiwilligen Tod mit ärztlicher Assistenz ist in der Antike nicht belegt."

573 Sen. ep. 61, 2: „Ante senectutem curavi, ut bene viverem, in senectute, ut bene moriar; bene autem mori est libenter mori"; siehe auch Sen. ep. 30, 14; Val. Max. 9, 12 praef.

574 Theophrast. Hist. Plant. 9, 8, 3 (über den Schierling: καὶ τὴν ἀπαλλαγὴν ῥᾳδίως ποιεῖ καὶ θάνατον). 9, 16, 6 (über Ephemoron: καὶ γὰρ οὐδὲ ταχεῖαν ποιεῖσθαι τὴν ἀπαλλαγήν, οὐδὲ ἐλαφράν, ἀλλὰ δυσχερῆ καὶ χρόνιον). 9, 16, 9 (über den Schierling, durch den, im Mörser gestoßen, durchgesiebt und mit Wasser vermengt, „ein leichter und schneller Tod bewirkt werden soll": ὥστε ταχεῖαν καὶ ἐλαφρὰν γίνεσθαι τὴν ἀπαλλαγήν).

für die bereits gewürdigte Auffassung des älteren Plinius, dem zufolge die Erde aus Mitleid mit den Menschen Gifte bereit hält:

> „Die Erde hat die Gifte nur aus Mitleid mit uns erzeugt, damit uns nicht, wenn wir des Lebens überdrüssig sind, der Hunger, eine den Verdiensten der Erde ganz unangemessene Todesart, in langsamem Siechtum zehre, oder ein Abgrund den zerschmetterten Körper zerstreue; damit die Strafe des Stricks uns nicht vorzeitig quäle durch Abschnüren des Atems, für den wir doch einen Ausweg suchen sollten; damit nicht, indem wir in Wasserstiefe den Tod suchen, unser Begräbnis dem Fraß der Fische zuteil werde, und daß nicht die Qual des Eisens unseren Leib zerreiße. So ist es: Aus Mitleid erzeugt sie, was wir mühelos mit einem Schluck einnehmen und wodurch wir, ohne den Körper zu verletzen, ohne allen Blutverlust, ohne Qual sterben könnten."[575]

Auch der plinianische Gedanke der „mors tempestiva", des rechtzeitigen Todes, gehört als Teilaspekt zu dem Konzept des ‚guten Todes':

> „Wir betrachten nämlich das Leben nicht als so sehr erstrebenswert, daß man es auf jede Weise verlängern soll ... Daher möge jeder als erstes unter den Heilmitteln für seine Seele als Tatsache festhalten, daß unter allen Gütern, welche die Natur den Menschen zugeteilt hat, keines besser ist als ein rechtzeitiger Tod und dabei das Beste darin bestehe, daß jeder ihn sich verschaffen kann."[576]

Die Frage nach dem ‚richtigen' Zeitpunkt des Todes verknüpft der ältere Plinius also unmittelbar mit dem Suizidmotiv. Wer nicht allein seine Hoffnungen, rechtzeitig – das heißt ohne Schmerz und Qual, im Vollbesitz seiner geistigen Kräfte und seiner Willens- und Entscheidungsfreiheit – zu sterben, auf Götter und Schicksal richten möchte, könne selbst für die angestrebte Rechtzeitigkeit sorgen. Nicht anders als Plinius sieht es auch Seneca:

> „Nicht kannst du also über das Problem eine allgemein gültige Aussage machen, ob der Tod, wenn ihn äußere Gewalt androht, vorweggenommen werden soll oder erwartet: Viele Gründe nämlich gibt es, die für die eine und die andere Seite den Ausschlag geben können. Wenn der eine Tod

575 Plin. n. h. 2, 156; vgl. oben S. 80 (dort auch der lateinische Text). Der Wunsch nach Schmerzfreiheit beherrscht etwa auch die zum Selbstmord entschlossene Kleopatra (Cass. Dio 51, 13, 4): παρεσκευάζετο ὅπως ὡς ἀλυπότατα ἀποθάνῃ („Sie traf ihre Vorbereitungen zu einem möglichst schmerzfreien Tod"). Erinnert sei ferner an die Greisin aus Keos, die einen „sanften Weg" in den Tod sucht und ihn mit Hilfe der Gifteinnahme findet (Val. Max. 2, 6, 8, siehe oben S. 108ff.).

576 Plin. n. h. 28, 9: „vitam quidem non adeo expetendam censemus, ut quoquo modo trahenda sit ... quapropter hoc primum quisque in remediis animi sui habeat, ex omnibus bonis, quae homini tribuit natura, nullum melius esse tempestiva morte, idque in ea optimum, quod illam sibi quisque praestare possit."

> unter Qualen, der andere einfach und leicht sich vollzieht, warum sollte diesem nicht die Hand nachhelfen dürfen? Wie ich ein Schiff auswählen werde, wenn ich in See gehen, und ein Haus, wenn ich wohnen will, so den Tod, wenn ich aus dem Leben gehen will. Außerdem: Wie nicht in jedem Fall besser ist ein längeres Leben, so ist jedenfalls schlechter ein längerer Tod. Bei nichts müssen wir uns mehr als beim Tode nach der Seele richten. Sie wähle den Ausgang, wie sie den Anstoß dazu bekommen hat: habe sie das Schwert ergriffen oder die Schlinge oder irgendeinen Trank, die Adern durchströmend, sie lasse nicht nach und zerbreche die Fesseln der Knechtschaft. Das Leben muß ein jeder auch vor anderen rechtfertigen, den Tod vor sich: Der beste Tod ist, der gefällt.“[577]

Nach den hier skizzierten Vorstellungen bietet gerade für den alten, in Todesnähe stehenden Menschen der Suizid die Möglichkeit, gemäß individuellem Wünschen, Fühlen und Wollen ‚euthanasia‘ herbeizuführen, also einen ‚guten Tod‘. Unabdingbare Voraussetzungen für die Realisierung eines derartigen Konzeptes sind freilich subjektive Handlungsfreiheit, die Möglichkeit des Zugangs zu den gewählten Hilfsmitteln des Freitodes, die Ausschaltung von Widerständen oder Interventionsmöglichkeiten seitens Dritter, persönlicher Mut sowie die Willenskraft und Entschlossenheit, den letzten Schritt tatsächlich auch zu tun. Liegen eine oder gar mehrere der genannten Voraussetzungen nicht vor, so bedarf es zumindest externer Hilfe zum erstrebten Vollzug des Suizids oder zur direkten Herbeiführung des gewünschten Todes durch aktives Tun seitens Dritter. Damit ist die Frage der ‚aktiven oder passiven‘ Sterbehilfe angesprochen.[578]

577 Sen. ep. 70, 11–12: „Non possis itaque de re in universum pronuntiare, cum mortem vis externa denuntiat, occupanda sit an exspectanda: multa enim sunt, quae in utramque partem trahere possunt. Si altera mors cum tormento, altera simplex et facilis est, quidni huic inicienda sit manus? Quemadmodum navem eligam navigaturus et domum habitaturus, sic mortem exiturus e vita. Praeterea quemadmodum non utique melior est longior vita, sic peior est utique mors longior. In nulla re magis quam in morte morem animo gerere debemus. Exeat, qua impetum cepit: sive ferrum appetit sive laqueum sive aliquam potionem venas occupantem, pergat et vincula servitutis abrumpat. Vitam et aliis approbare quisque debet, mortem sibi: optima est, quae placet.“ Siehe auch ebenda 70, 15: „Ich soll warten auf einer Krankheit Grausamkeit oder eines Menschen, obwohl ich in der Lage bin, mitten durch die Qualen ins Freie zu gehen und Widerwärtiges beiseite zu stoßen? Das ist das einzige, weswegen wir über das Leben nicht klagen können: niemanden hält es.“ („Ego exspectem vel morbi crudelitatem vel hominis, cum possim per media exire tormenta et adversa discutere? Hoc est unum, cur de vita non possimus queri: neminem tenet“).

578 Gelegentlich werden Vorbehalte geäußert gegenüber einer Unterscheidung zwischen aktiver und passiver Sterbehilfe (siehe die Hinweise bei Rütten, 1997, 69 Anm. 6), gleichwohl operiert man auch jetzt noch mit dieser meines

Noch kürzlich war in einer einschlägigen Abhandlung über „die Beurteilung des Suizids im Wandel der Geschichte" folgender Satz zu lesen: „Eine Beihilfe des Arztes beim Selbstmord (‚physician assisted suicide') bei infauster Prognose oder tödlicher Erkrankung ist aus der Antike nicht überliefert."[579] In dieser zugespitzten Form ist diese Äußerung gewiß nicht haltbar, zumal antike Quellenstellen deutlich erkennen lassen, daß man in dieser Zeit im Bedarfsfalle mit ärztlicher Hilfe zur Selbsthilfe fest rechnen konnte oder dies zumindest mit gewisser Berechtigung annehmen durfte. So geht schon allein aus der Darstellung Cassius Dios vom Ende Kaiser Hadrians hervor, daß dessen Leibarzt Hermogenes dem offenbar todkranken und leidenden Herrscher diejenige Stelle im Brustbereich gezeigt hatte, wo ihn „der tödliche Stoß treffen und ihm ein schmerzloses Ende bereiten sollte."[580] Streng genommen, liegt bereits hier ein Fall aktiver ärztlicher Beihilfe zum (angestrebten) alters- und krankheitsinduzierten Suizid vor, denn es bedarf des ärztlichen Sachverstandes, um einen möglichst qualfreien Tod ‚punktgenau' selbst herbeiführen zu können. Und auch die ebenfalls jüngst formulierte Meinung, „daß es in der Antike am Sterbebett keinen Platz für Ärzte gab",[581] scheint mir angesichts der verfügbaren Texte und Kenntnisse genauso fragwürdig zu sein wie die folgenden, diese Auffassung begründenden Erläuterungen: „Sie (die Ärzte) vermieden Situationen, die sie mit ihrem Versagen konfrontierten, es gehörte offenbar auch nicht zu ihren Aufgaben, Schmerzen zu lindern."[582]

Demgegenüber ist zunächst auf neuere medizinhistorische Einsichten in die Praxis ärztlichen Tuns zu verweisen. So hat V. Nutton vor wenigen Jahren auf der Grundlage vorher stets vernachlässigter Zeugnisse zeigen können, daß oft große Gruppen von ‚Ärzten' im weitesten Sinne (darunter etliche Personen, die allein durch Anschauung und Nachahmung ihr medizinisches Handwerk lernten) zusammen oder auch gleichzeitig in Konkurrenz zueinander auftraten, und zwar auch im Krankenzimmer von dem Tod geweihten Patienten.[583] Ferner gehört die Schmerzlinderung

---

Erachtens durchaus vertretbaren Differenzierung: siehe etwa Bergdolt 2004, 42ff., und Netz, in: Wolfslast/Schmidt 2005, 89f.

579 D. von Engelhardt, Die Beurteilung des Suizids im Wandel der Geschichte, in: Wolfslast/Schmidt 2005, 16.

580 Cass. Dio. 69, 22, 3; siehe oben S. 121.

581 van Hooff 2001, 97.

582 Ebenda.

583 V. Nutton, The Medical Meeting Place, in: van der Eijk 1995, 3–25, besonders 17 (unter Hinweis u. a. auf Plin. n. h. 29, 5, 11 und Martial V 9): „To put it bluntly, the bedside is not always a scene of isolation, where doctor, patient, and disease fight out a lonely battle. Rather, we must imagine a crowded sickroom, filled with friends, relatives, visitors, and healers, competing but also co-operating. We shall have to take a little more seriously the gloomy Plinian

gemäß dem Pflichtenkatalog in der Schrift „Über die Kunst“ aus dem Corpus Hippocraticum durchaus zu den an die antiken Ärzte gestellten Anforderungen:[584] Aufgabe der Ärzte sei es, „die Kranken von ihrem Leiden zu befreien, die Heftigkeit der Krankheiten zu dämpfen sowie die Behandlung bei Patienten zu unterlassen, welche von der Krankheit schon überwältigt sind.“ Leidensverminderung unter Verzicht auf nicht mehr erfolgversprechende Aktivitäten zählte also in der Antike zumindest idealiter zum Kernbereich ärztlichen Tun und Lassens.[585]

Nicht anders nämlich als heute erfuhr selbstverständlich auch der antike Arzt täglich die Grenzen seiner Möglichkeiten. Unheilbarkeit von Krankheiten und die Art und Weise des ärztlichen Umganges mit diesem Phänomen sind daher auch im hippokratischen Schrifttum prominente Gegenstände.[586] Aus dem Corpus Hippocraticum läßt sich geradezu eine lebhafte antike Diskussion um den angemessenen medizinischen und ärztlichen Umgang mit dem Problem der Unheilbarkeit von Krankheiten und mit dem Tod geweihten Patienten rekonstruieren, und schon dies widerspricht eindeutig der These, Ärzte hätten sich von derart schwierigen Situationen gezielt ferngehalten und die Auseinandersetzung mit dem tödlichen Ausgang gescheut. Vielmehr setzen sich die Autoren der hippokratischen Traktate immer und immer wieder mit der Frage auseinander, ob und unter welchen Bedingungen Ärzte Behandlungsverzicht praktizieren sollten. Insgesamt lassen sich vier Hauptkriterien für die Bestimmung eines angemessenen Verhaltens aus dieser Diskussion ermitteln:[587] 1. die möglicherweise tödlichen Konsequenzen eines ärztlichen Eingriffes; 2. unnötige

inscription, ‚killed by a crowd of doctors‘ and even the joke in Martial about the patient rendered feverish by the icy hands of a hundred palpating students becomes somewhat less grotesque.“

584 Hippocrat., De Arte 3 (ed. Littré Bd. VI, p. 4ff.); Bergdolt 2004, 40. Vgl. zu dieser Stelle auch Wittern 1979, 732, die im übrigen anhand weiterer Texte zeigen kann, daß man von dieser Stelle keineswegs auf einen generellen Verzicht griechischer Ärzte, bei unheilbaren Erkrankungen Hilfe zu leisten, schließen dürfe. Ferner siehe Benzenhöfer 2009, 32.

585 Siehe auch Hippocrat., De articulis reponendis 58 (ed. Littré Bd. IV, p. 252): δεῖ δὲ τὰ ἀνήκεστα συιέναι, ὡς μὴ μάτην λυμαίνεται („Im Unheilbaren aber muß er sich auskennen, damit er nicht nutzlos quäle“). Daher irrt van Hooff 2004, 980, wenn er schreibt: „The ancient doctor was an observer rather than a therapist. In the medical texts no mention is made of the doctor’s task to relieve the suffering of those who are fatally ill.“ Vgl. zusätzlich Wittern 1979, 733, und Wittern 1982, 11ff. Dazu paßt auch der im fragmentarischen Text P. Oxy. 437 fixierte Gedanke, ein exzellenter Chirurg (ὁ ἄριστος χειρουργός) zeichne sich auch dadurch aus, daß er ermutigend und tröstend (παραμυθητικός) auf den Kranken einwirke; siehe Manetti 2007, 308f.

586 Grundlegend für das Folgende: von Staden 1990, 75–112.

587 von Staden 1990, 107 (mit zahlreichen Quellenbelegen).

Schmerzen und Leiden für den Patienten; 3. Einschränkungen der Reputation des Arztes durch erfolglose oder gar den Todeseintritt beschleunigende ärztliche Intervention, und 4. die Grenzen der ärztlichen Kompetenz überhaupt. Es gibt jedoch auch Fälle von eigentlich unkurierbaren Krankheiten, bei denen ärztliches Handeln dennoch ausdrücklich gefordert wird. So wird in „De morbis I" bei unweigerlich tödlich verlaufenden Krankheiten ein spezielles Handlungsrezept empfohlen, obwohl der tödliche Ausgang nicht zu verhindern ist. Dabei wird explizit gefordert, den unheilbar Kranken im Rahmen des ärztlich Möglichen die beste und umfassendste Hilfe zu gewähren.[588] Aus diesem und anderen vergleichbaren Fällen folgert von Staden: „In these cases, what the interventionist undertakes apparently is not curing the incurable but easing the patient's condition or prolonging his or her life."[589]

Das potentielle Handlungsspektrum des Arztes wird jedoch bereits nach antiker, im hippokratischen Corpus anzutreffender Auffassung durch Interventionen von außen beeinflußt, und diese Beobachtung verdient – auch im Kontext der Diskussionen um den hippokratischen Eid[590] – ausdrückliche Hervorhebung. Denn in dem Traktat „De fracturis" wird nach der Beschreibung von eigentlich nicht mehr behandlungsfähigen Knochenbrüchen explizit der Fall erwogen, daß der Arzt zur Behandlung gezwungen werden könnte.[591] H. von Staden fragt mit vollem Recht: „What or who could ‚compel' or ‚force' the healer to try to cure a normally incurable case, when he knows full well that this should be avoided at all costs? In the Hippocratic context, surely neither greed nor an injudicious, powerful superior."[592] Die strikte Einflußnahme könne daher wohl nur „in terms of social pressures and expectations exercised upon the medical profession" bestanden haben.[593]

Mit diesen Textstellen und Überlegungen sollte deutlich geworden sein, daß die antike Diskussion und die Möglichkeiten ärztlichen Handelns und Unterlassens eine Bandbreite aufwiesen, die in ihren Grundlinien durchaus an die Debatten in den modernen westlichen Gesellschaften erinnert. Wer, alt und/oder krank, seinem Leben ein Ende setzen wollte, konnte zumindest den nicht a priori erfolglos erscheinenden Versuch unternehmen, bei Ärzten aktive Unterstützung zu finden. Darauf deuten zum Beispiel der

588 Siehe Hippocrat., De morbis I 6 (ed. Littré, Bd. VI, p. 150); siehe dazu auch Wittern 1979, 732.
589 von Staden 1990, 108.
590 Siehe oben S. 77ff.
591 Hippocrat., De fracturis 35 (ed. Littré, Bd. III, p. 538); vgl. Benzenhöfer 2009, 33.
592 von Staden 1990, 109.
593 Ebenda.

berühmte 4. Paragraph des hippokratischen Eides[594] oder auch die dezidierte Absichtserklärung des Charinus im „Mercator" des Plautus: „Beschlossen ist: Ich werde zum Arzt gehen und mich dort durch ein Gift töten."[595] Die ärztliche Konsultation und die Erlangung eines „leichten und schnellen Todes" per Gifteinnahme bilden erkennbar eine etablierte, in sich stimmige Denkfigur, und als zusätzlicher, zweifelsfreier Beleg dafür ist erneut das pflanzenkundliche Werk Theophrasts anzuführen:

> „Thrasyas aus Mantineia wollte ein solches Gift erfunden haben, wodurch ein leichtes und schmerzloses Ende bewirkt werde. Er bedient sich dazu der Säfte von Schierling und Mohn, welche er so sehr zusammendrängte und in so kleiner Gabe reichte, daß das Ganze eine Drachme ausmachte ... Alexias, sein Schüler, war ebenfalls sehr geschickt und nicht weniger in der Kunst erfahren als jener; auch in der übrigen Arzneikunst war er ein Meister."[596]

Der bewußte und das „schnelle und leichte Lebensende" herbeiführende Umgang mit dem tödlichen Gift ist also Bestandteil der ärztlichen Kunst.[597] Und die gezielte, den Tod einkalkulierende Unterlassung bestimmter Behandlungsformen gehörte offenbar genauso zu den ärztlichen Verhaltensoptionen[598] wie die Leiden lindernde und das nahende, unvermeidliche Lebensende beschleunigende Versorgung des Patienten. Doch auch die Verweigerung jeder ärztlichen Assistenz oder auch nur Ratgebertätigkeit beim herbeigeführten oder erwogenen Suizid war eine vertretbare und praktizierte Haltung. So läßt Apuleius in seinen „Metamorphosen" (X 8–11) einen alten „Arzt von erprobter Zuverlässigkeit und besonderem Ansehen" („compertae fidei atque auctoritatis praecipuae medicus")

---

594 Siehe oben S. 78ff.

595 Plaut. Mercat. II 4, 472: „certumst, ibo ad medicum atque ibi me toxico morti dabo."

596 Theophrast. Hist. Plant. 9, 16, 8: Θρασύας δὲ ὁ Μαντινεὺς εὑρεκέναι τι τοιοῦτον ἔλεγεν, ὥστε ῥᾳδίαν ποιεῖν καὶ ἄπονον τὴν ἀπόλυσιν, τοῖς ὀποῖς χρώμενος κωνείου τε καὶ μήκωνος καὶ ἑτέρων τοιούτων, ὥστε εὔογκον εἶναι πάνυ καὶ μικρὸν ὅσον εἰς δραχμῆς ὁλκήν· Δεινὸς δὲ καὶ Ἀλεξίας ὁ μαθητὴς αὐτοῦ, καὶ οὐχ ἧττον ἔντεχνος ἐκείνου· καὶ γὰρ τῆς ἄλλης ἰατρικῆς ἔμπειρος.

597 Siehe zusätzlich noch Theophrast. Hist. Plant. 9, 16, 5: Ärzte bedienen sich des Schierlingsgiftes, welches „man so zubereiten könne, daß es den Tod in ganz bestimmter Zeit hervorbringe, in zwei, drei, sechs Monaten, in einem Jahr, ja in zwei Jahren" (συντίθεσθαι δὲ, ὥστε κατὰ χρόνους τακτοὺς ἀναιρεῖν, οἷον δίμηνον, τρίμηνον, ἑξάμηνον, ἐνιαυτόν· τοὺς δὲ καὶ δύο ἔτη).

598 Dies gilt sogar noch für die christlichen Kirchenväter in der Spätantike: „Bei unheilbar kranken Menschen wird kein großer Aufwand an Pharmaka mehr gemacht, die ja doch verschwendet wären" (Frings 1959, 46f. mit Verweis auf Greg. Nyss., Contra Eunomium I, PG 45, 248).

erzählen, daß ein Schurke ihm hundert „solidi" geboten habe, um ein schnell wirkendes Gift („venenum praesentarium") zu beschaffen, und zwar mit folgender Begründung: „Ein Kranker brauche es dringend, der an einer alten, unheilbaren Krankheit furchtbar leide und sich der Qual dieses Lebens enziehen wolle" („aegroto cuidam … necessarium, qui morbi inextricabilis veterno vehementer implicitus vitae se cruciatui subtrahere gestiret"). Dieses Ansinnen lehnte der Arzt für sich mit folgender Begründung ab: „Als dieser Schuft da ein tödliches Gift kaufen wollte, hielt ich es für unvereinbar mit meiner Berufsehre, jemandem zum Tode zu verhelfen; denn ich hatte ja gelernt, daß die Heilkunde nicht zum Verderben, sondern zum Wohle der Menschheit erfunden ist." Daher rückte er nur zum Schein ein „venenum" heraus, welches in Wirklichkeit ein Schlafmittel war[599] – und zwar aufgrund der bemerkenswerten Befürchtung, daß im Falle einer Abweisung der Halunke sonst den Todestrank von einem anderen kaufen könnte („ab alio quopiam exitiabilem mercatus potionem"). Zwar gilt es erneut zu bedenken, daß es sich bei dieser Romanepisode um einen fiktionalen Text handelt, der nicht als realistisches Abbild der Wirklichkeit wahrgenommen werden darf, doch schon die einzelnen Elemente des hier erzählten Stoffes verdienen besondere Beachtung.

Auf jeden Fall gab es unter den antiken Ärzten offenbar keine ethisch und standesrechtlich klar profilierte und unstrittige Position zum Suizid, und so war dies im außermedizinischen Bereich gewiß noch weniger zu erwarten. Dafür möge der hier abschließend vorzustellende Fall des Tullius Marcellinus beispielhaft stehen.

„Tullius Marcellinus, … in der Jugend ruhig und rasch ein alter Mann, von einer Krankheit ergriffen, die zwar nicht unheilbar war, doch langwierig, beschwerlich und viele Einschränkungen auferlegend, begann nachzudenken über den Tod. Er rief zusammen mehrere Freunde: ein jeder, entweder weil er furchtsam war, riet ihm das, was er sich geraten hätte, oder weil er ein Schmeichler und gleisnerisch, gab er ihm den Rat, der dem Fragenden – wie er vermutete – willkommener sein werde."[600] Ein Stoiker belehrte ihn schließlich über seine in jeder Hinsicht unbeschränkte Handlungsfreiheit: „Sterben wollen kann nicht nur ein kluger Mensch oder tap-

---

599 Apul. Met. X 11, 2: „nam cum venenum peremptorium comparare pessimus iste gestiret nec meae sectae crederem convenire causas ulli praebere mortis nec exitio, sed saluti hominum medicinam quaesitam esse didicissem …, dedi venenum, sed somniferum …"

600 Sen. ep. 77, 5: „Tullius Marcellinus, … adulescens quietus et cito senex, morbo et non insanabili correptus sed longo et molesto et multa imperante, coepit deliberare de morte. Convocavit complures amicos: unusquisque aut quia timidus erat, id illi suadebat, quod sibi suasisset, aut quia adulator et blandus, id consilium dabat, quod deliberanti gratius fore suspicabatur."

ferer oder unglücklicher, auch ein des Lebens überdrüssiger."[601] Dennoch benötigte auch das in unbeschränkter subjektiver Freiheit zum Suizid entschlossene Individuum offenbar die Unterstützung seitens Dritter: „Nicht bedurfte er eines Ratgebers, sondern eines Helfers."[602] Denn der Suizident Marcellinus, der sich keinen gewalttätigen, sondern einen sanften Tod geben wollte, brauchte bei seinem Vorhaben praktische Unterstützung: „Nicht hatte er das Schwert nötig noch Blut: drei Tage lang enthielt er sich der Nahrung und ließ direkt im Schlafzimmer ein Zelt aufstellen. Eine Badewanne wurde dann hereingebracht, in der er lange lag und, während warmes Wasser von Zeit zu Zeit nachgegossen wurde, seine Kräfte allmählich schwinden fühlte – wie er sagte – , nicht ohne eine Art von Genuß, den zu vermitteln pflegt ein sanftes Dahinschwinden, uns nicht unbekannt, die wir gelegentlich das Bewusstsein verlieren." [603] Das Zelt wird aufgestellt, eine Wanne hereingebracht, Wasser wird nachgeschüttet – alle Beteiligten leisteten als Sterbehelfer auf diese Weise bewußt Hilfe zum allen deutlich vor Augen stehenden Selbstmord, der als sanftes Hinausgleiten aus dem Leben die εὐθανασία, einen guten Tod, ermöglichte: „Denn obwohl er sich den Tod gegeben hat, schied er dennoch auf das sanfteste und glitt aus dem Leben."[604]

601 Sen. ep. 77, 6: „Mori velle non tantum prudens aut fortis aut miser, etiam fastidiosus potest."

602 Sen ep. 77, 7: „Non opus erat suasore illi, sed adiutore."

603 Sen. ep. 77, 9: „Non fuit illi opus ferro, non sanguine: triduo abstinuit et in ipso cubiculo poni tabernaculum iussit. Solium deinde inlatum est, in quo diu iacuit et calda subinde suffusa paulatim defecit, ut aiebat, non sine quadam voluptate, quam afferre solet lenis dissolutio non inexperta nobis, quos aliquando liquit animus."

604 Sen. ep. 77, 10: „Quamvis enim mortem sibi consciverit, tamen mollissime excessit et vita elapsus est."

SCHLUSS

Die wesentlichen Ergebnisse dieses Buches sind die folgenden Beobachtungen: Hohes Alter, der nahende Tod, Altersleiden und der Alterssuizid bilden in der griechisch-römischen Antike ein kohärentes, dem zeitgenössischen Denken und Erleben vertrautes Motivgeflecht. Trotz einer ausgesprochen dürftigen Quellenlage läßt sich mit guten Gründen annehmen, daß der wegen Krankheiten, Einsamkeit und Lebensüberdruß erwogene oder begangene Suizid im fortgeschrittenen Lebensalter weit größere Bedeutung besaß, als angesichts der spärlichen auf uns gekommenen Informationen zu vermuten wäre.

Dafür spricht zunächst einmal die in fiktionalen Texten (Lyrik, Drama) gängige Junktur „Alter und Tod", in deren Kontext regelmäßig auch das Motiv des Suizids begegnet. Im philosophischen Diskurs (Platon, hellenistische Philosophie, Seneca) bildet die Frage, ob und gegebenenfalls unter welchen Umständen der freiwillig herbeigeführte Tod als zulässig oder wenigstens vernunftgerecht anzusehen ist, einen prominenten Gegenstand. Und aus vereinzelten Stellen im „Corpus Hippocraticum", bei Galen und in weiteren medizinhistorischen Texten ergibt sich, daß bereits umfängliche und detaillierte geriatrische Kenntnisse existierten, darunter auch empirisch fundiertes Wissen um den Alterssuizid.

Eine Zusammenstellung und sorgfältige, auch beiläufige Bemerkungen beachtende Auswertung der verfügbaren literarischen und epigraphischen Quellen zum Alterssuizid, zu (potentiell tödlichen) Pharmaka und pflanzlichen Stoffen sowie zum Umgang von Ärzten mit unheilbar Kranken und zum Sterben entschlossenen Patienten untermauert die Bedeutung der genannten Themen in der gesamten Antike. Und dies gilt auch noch für die christliche Spätantike, ungeachtet der – maßgeblich von Augustinus geprägten – dogmatisch begründeten christlichen Ablehnung des selbst induzierten Todes. Der Wunsch nach „mors tempestiva" und εὐθανασία, nach einem Sterben zum ‚richtigen' Zeitpunkt und möglichst ohne quälende Leiden sowie im Vollbesitz der geistigen Kräfte, prägte bereits in der Antike die um die ‚letzten Dinge' kreisenden Gedanken und Überlegungen, woraus besondere Herausforderungen auch für die betroffenen Ärzte resultierten.

QUELLEN- UND ABKÜRZUNGSVEREICHNIS

Aufgelistet sind hier nur die wichtigsten und mehrfach zitierten Quellen und Abkürzungen. Benutzte Übersetzungen sind hier bzw. in den Anmerkungen jeweils mitaufgeführt; in allen anderen Fällen sind eigene Übersetzungen erstellt worden.

Anakreon:
Poetae Melici Graeci (PMG), ed. D. L. Page, Oxford 1962
(Übersetzung: Latacz 1991, 428–445)

Anthologia Graeca:
Anthologia Graeca, 4 Bde., Griechisch-Deutsch, ed. H. Beckby, 2. Aufl. München 1962

Apuleius:
Apuleius, Der goldene Esel. Metamorphoseon libri XI. Lateinisch-Deutsch, hrsg. von E. Brandt/W. Ehlers, Düsseldorf 1998

Aretaios:
Aretaios, ed. C. Hude, 2. Aufl. Berlin 1958 (CMG II)

Athenaios:
Athenaei Naucratitae Dipnosophistarum libri XV, recensuit G. Kaibel, Leipzig 1887
(Übersetzung: Athenaios, Das Gelehrtenmahl, eingeleitet und übersetzt von C. Friedrich, kommentiert von Th. Nothen, Stuttgart 1998ff.)

Cassius Dio:
Cassii Dionis Cocceiani historiarum Romanarum quae supersunt, ed. U. Ph. Boissevain, Berlin 1895–1931
(Übersetzung: Cassius Dio. Römische Geschichte, übersetzt von O. Veh, 5 Bde., ND Darmstadt 2007)

CC:
Corpus Christianorum, Berlin 1954ff.

Celsus:
Celsus, De medicina, with an English translation by W. G. Spencer, 3 Bde., Cambridge/Mass. 1971

Cicero:
M. Tulli Ciceronis scripta quae manserunt omnia. Fasc. 47. Cato Maior. Laelius, recognovit K. Simbeck, Stuttgart 1980
(Übersetzung: Tullius Cicero. Cato maior de senectute. Cato der Ältere über das Alter, hrsg. und übersetzt von H. Merklin, Stuttgart 1998)
M. Tulli Ciceronis scripta quae manserunt omnia. Fasc. 43. De finibus bonorum et malorum, recensuit C. Moreschini, München/Leipzig 2005
(Übersetzung: M. Tullius Cicero, Über die Ziele des menschlichen Handelns. De finibus bonorum et malorum, hrsg. und kommentiert von O. Gigon und L. Straume-Zimmermann, München/Zürich 1988)
M. Tulli Ciceronis scripta quae manserunt omnia. Fasc. 39. De re publica, ed. K. Ziegler, Leipzig 1964
(Übersetzung: K. Büchner, Marcus Tullius Cicero. De re publica. Vom Gemeinwesen. Lateinisch-Deutsch, Stuttgart 1979)
O. Gigon, Marcus Tullius Cicero, Tusculanae Disputationes/Gespräche in Tusculum, Lateinisch-Deutsch, 5. Aufl. München 1984

CIL:
Corpus Inscriptionum Latinarum, Berlin 1863ff.

CLE:
F. Buecheler/E. Lommatzsch (Hrsgg.), Carmina Latina Epigraphica, Leipzig 1895–1926

CMG:
Corpus Medicorum Graecorum, Berlin 1908ff.

CSEL:
Corpus Scriptorum Ecclesiasticorum Latinorum, Wien 1866ff.

Demokrit:
H. Diels, Die Fragmente der Vorsokratiker, 3 Bände, 8. Aufl., hrsg. von W. Kranz, Berlin 1960
(Übersetzung: Demokrit. Fragmente zur Ethik, Griechisch-Deutsch, neu übersetzt und kommentiert von G. Ibscher, Stuttgart 1996)

Diogenes Laertius:
Diogenes Laertii Vitae Philosophorum. vol. I, libri I–X, edidit M. Marcovich, Stuttgart/Leipzig 1999
(Übersetzung: Diogenes Laertios. Leben und Lehre der Philosophen, übersetzt und hrsg. von F. Jürß, Stuttgart 1999)

Epiktet:
Epicteto, Pláticas por Arriano. Texto revisado y traducido por P. Jordán de Urriés y Azara, 5 Bände, Barcelona 1957–1973

Epikur:
Epicuro, opera. A cura di G. Arrighetti, 2. Aufl. Turin 1973 (Übersetzung: Epikur, Briefe. Sprüche. Werkfragmente, Griechisch-Deutsch, übersetzt und hrsg. von H.-W. Krautz, Stuttgart 1985)

Erasistratos:
Erasistrati Fragmenta. Collegit et digessit I. Garofalo, Pisa 1988

Favorinus:
Barigazzi, A., Favorino di Arelate, Opere. Introduzione, testo critico e commento, Florenz 1966
(Übersetzung: Sigismund 2003)

FCG:
Fragmenta Comicorum Graecorum, ed. A. Meineke, 1839ff.

Fronto:
M. Cornelii Frontonis Epistulae … edidit M. P. J. van den Hout, Leipzig 1988

Galenos:
Eine ältere Gesamtausgabe bietet C. G. Kühn, Claudii Galeni opera omnia, Berlin 1821–1833. Neuere Ausgaben zahlreicher einzelner Schriften sind am jeweiligen Anmerkungsort genannt. Einen aktuellen Überblick aller verfügbaren Editionen bietet Hankinson 2008, 391–397.

Herakleides Lembos:
Heraclidis Lembi, Excerpta Politiarum, ed. M. R. Dilts, Durham 1971

Hippokrates/Corpus Hippocraticum:
E. Littré, Oeuvres complètes d'Hippocrate. Traduction nouvelle avec le texte grec, 10 Bände, Paris 1839–61 (ND Amsterdam 1973–1982); neuere Einzeleditionen werden am jeweiligen Anmerkungsort genannt.

Historia Augusta:
Scriptores Historiae Augustae edidit E. Hohl (5. Aufl.), Leipzig 1971
(Übersetzung: E. Hohl, Historia Augusta. Römische Herrschergestalten. 2 Bde., Zürich/München 1976/1985)

ICUR:
Inscriptiones Christianae urbis Romae septimo saeculo antiquiores, Rom 1857ff.

ILS:
H. Dessau (Hrsg.), Inscriptiones Latinae Selectae I–III, Berlin 1892–1916

Isidor von Sevilla:
Isidori Hispalensis episcopi etymologiarum sive originum libri XX, recognovit brevique adnotatione critica instruxit W. M. Lindsay, Oxford 1911

Iuncus:
Text in: Stobaios (siehe unten) IV (Wachsmuth/Hense), Berlin 1912 (Übersetzung: Sigismund 2003)

Iuvenal:
Juvenal, Satiren. Lateinisch-Deutsch, hrsg. und übersetzt von J. Adamietz, München 1993

Lukian:
Luciani opera, recognovit brevique adnotatione critica instruxit M. D. Macleod, Oxford 1972

MAMA:
Monumenta Asiae Minoris Antiqua, London/Manchester 1928–1962

Marc Aurel:
Marci Aurelii Antonini ad se ipsum libri XII, edidit J. Dalfen, Leipzig 1987
(Übersetzung: Marc Aurel: Wege zu sich selbst. Griechisch-Deutsch, hrsg. und übersetzt von R. Nickel, 2. Aufl., Darmstadt 1998)

Martial:
M. Valerii Martialis Epigrammaton libri, recognovit W. Heraeus, editionem correctorem curavit I. Borovskij, Leipzig 1976
(Übersetzung: M. Valerius Martialis, Epigramme. Lateinisch-Deutsch, hrsg. und übersetzt von P. Barié und W. Schindler, 2. Aufl. Düsseldorf/Zürich 2002)

Maximianus:
Chr. Sandquist Öberg, Versus Maximiani, Stockholm 1999

Mimnermos:
E. Diehl (Hrsg.), Anthologia lyrica Graeca, 3. Aufl. Leipzig 1949
(Übersetzung: Latacz 1991, 180–184)

Musonius:
C. Musonii Rufi Reliquiae, edidit O. Hense, Leipzig 1905 (ND Leipzig 1990)
(Übersetzung: Sigismund 2003)

Nepos:
Cornelii Nepotis quae exstant, recensuit H. Malcovati, Turin 1944
(Übersetzung: Cornelius Nepos. De viris illustribus. Biographien berühmter Männer, übersetzt und hrsg. von P. Krafft und F. Olef-Krafft, Stuttgart 1998)

Pausanias:
Pausaniae Graeciae descriptio, edidit M. Helena Rocha-Pereira, Leipzig 1990

(Übersetzung: Pausanias. Reisen in Griechenland. Auf Grund der kommentierten Übersetzung von E. Meyer hrsg. von F. Eckstein, 3 Bde., Darmstadt 1986/87)

PG:
Patrologiae cursus completus. Series Graeca, ed. J.-P. Migne, Paris 1857ff.

Philo:
Philonis Alexandrini opera quae supersunt vol. I, edidit L. Cohn, Berlin 1896

PIR:
Prosopographia Imperii Romani, Berlin 1898ff.

PL:
Patrologiae cursus completus. Series Latina, ed. J.-P. Migne, Paris 1844ff.

Platon:
Platon, Werke in acht Bänden. Griechisch-Deutsch, hrsg. von G. Eigler, Darmstadt 1990

Plinius d. Ä.:
C. Plinii Secundi Naturalis historiae libri XXXVII. Naturkunde, Lateinisch-Deutsch., hrsg. und übersetzt von R. König u. a., München/Zürich 1973–2004

Plinius d. J.:
C. Plini Caecili Secundi epistularum libri decem, recognovit brevique adnotatione critica instruxit R. A. B. Mynors, Oxford 1963
(Übersetzung: H. Kasten, Plinius. Briefe, Lateinisch-Deutsch, 6. Aufl. Darmstadt 1990)

Poseidippos:
Poetae Comici Graeci (PCG) VII, ediderunt R. Kassel et C. Austin, Berlin 1989, pp. 561–581

Pseudo-Plato:
Pseudo-Plato, Axiochus, ed. J. Hershbell, Ann Arbor 1981

SEG:
Supplementum Epigraphicum Graecum 1923ff.

Seneca:
L. Annaeus Seneca, Ad Lucilium epistulae morales. An Lucilius, Briefe über Ethik, Lateinisch-Deutsch, übersetzt von M. Rosenberg (= L. Annaeus Seneca. Philosophische Schriften Bd. 3 und 4), Darmstadt 1989

Sophokles:
Sophoclis Tragoediae tom. I, edidit R. D. Dawe, Leipzig 1975; tom. II, iterum edidit R. D. Dawe, 2. Aufl. Leipzig 1985

(Übersetzung: Sophokles, Die Tragödien, übertragen von K. W. Solger [1808], München 1977)

Stobaios:

Ioannis Stobaei Anthologium, ediderunt C. Wachsmuth/O. Hense, 5 Bände, Berlin 1884–1923

Tacitus:

P. Cornelii Taciti libri qui supersunt edidit Erich Koestermann, I: Ab excessu divi Augusti, 3. Aufl. Leipzig 1971

(Übersetzung: P. Cornelius Tacitus, Annalen. Lateinisch-Deutsch, hrsg. von E. Heller, München/Zürich 1982)

Theophrast:

Theophrasti Eresii quae supersunt opera, edd. D. H. F. Linkius/Joh. G. Schneider, Leipzig 1818

TRE:

Theologische Realenzyklopädie, 36 Bände, Berlin 1976ff.

Valerius Maximus:

Valeri Maximi facta et dicta memorabilia, edidit J. Briscoe, Stuttgart/Leipzig 1998

Velleius Paterculus:

Vellei Paterculi Historiarum ad M. Vinicium consulem libri duo, recognovit W. S. Watt, Leipzig 1988

(Übersetzung: C. Velleius Paterculus. Historia Romana. Römische Geschichte, Lateinisch-Deutsch, übersetzt von M. Giebel, Stuttgart 1989)

ABGEKÜRZT ZITIERTE LITERATUR

Alter in der Antike 2009 = Landschaftsverband Rheinland (Hrsg.), Alter in der Antike. Die Blüte des Alters aber ist die Weisheit. Katalog zur Ausstellung im Landesmuseum Bonn, Mainz 2009

Amerise 2008 = M. Amerise, Girolamo e la senectus. Età della vita e morte nell'epistolario (Studia Ephemeridis Augustinianum 109), Rom 2008

Bähr/Medick 2005 = A. Bähr/H. Medick (Hrsgg.), Sterben von eigener Hand. Selbsttötung als kulturelle Praxis, Köln 2005

Bakhouche 2003 = B. Bakhouche (Hrsg.), L'ancienneté chez les anciens, 2 Bände, Aubenas 2003

Baumann 2001 = U. Baumann, Vom Recht auf den eigenen Tod. Die Geschichte des Suizids vom 18. bis zum 20. Jahrhundert, Köln 2001

Beagon 2005 = M. Beagon, ‚Mors repentina' and the Roman Art of Dying, Syllecta Classica 16, 2005, 85–138

Benzenhöfer 2009 = U. Benzenhöfer, Der gute Tod? Geschichte der Euthanasie und Sterbehilfe, Göttingen 2009

Bergdolt 2004 = K. Bergdolt, Das Gewissen der Medizin. Ärztliche Moral von der Antike bis heute, München 2004

Brandt 2002 = H. Brandt, Wird auch silbern mein Haar. Eine Geschichte des Alters in der Antike, München 2002

Brelich 1935 = A. Brelich, Aspetti della morte nelle iscrizioni sepolcrali dell' impero romano, Budapest 1935

Carrick 2001 = P. Carrick, Medical Ethics in the Ancient World, Washington 2001

Carroll 2006 = M. Carroll, Spirits of the Dead. Roman Funerary Commemoration in Western Europe, Oxford 2006

Catrysse 2003 = A. Catrysse, Les Grecs et la vieillesse d'Homère à Épicure, Paris 2003

Chitwood 2004 = A. Chitwood, Death by Philosophy. The Biographical Tradition in the Life and Death of the Archaic Philosophers Empedocles, Heraclitus, and Democritus, Ann Arbor 2004

Cokayne 2003 = K. Cokayne, Experiencing Old Age in Ancient Rome, London 2003

Cooper 1999 = J. M. Cooper, Greek Philosophers on Euthanasia and Suicide, in: ders., Reason and Emotions. Essays on Ancient Moral Psychology and Ethical Theory, Princeton 1999, 520ff.

David 1991 = E. David, Old Age in Sparta, Amsterdam 1991
David 2004 = E. David, Suicide in Spartan Society, in: Th. Figueira (Hrsg.), Spartan Society, Swansea 2004, 25–46
Dönni 1996 = G. Dönni, Der alte Mensch in der Antike. Ein Vergleich zwischen christlicher und paganer Welt anhand der Aussagen von Hieronymus, Augustinus, Ambrosius und Cicero, Dissertation Basel 1996
Droge/Tabor 1992 = A. J. Droge/J. D. Tabor, A Noble Death. Suicide and Martyrdom among Christians and Jews in Antiquity, New York 1992
Durkheim 1897 = E. Durkheim, Der Selbstmord, Frankfurt a.M. 2002 (erstmals französisch: 1897)
van der Eijk 1990 = Ph. J. van der Eijk, Aristoteles über die Melancholie, Mnemosyne 43, 1990, 33–72
van der Eijk 1995 = Ph. J. van der Eijk u. a. (Hrsgg.), Ancient Medicine in its Socio-Cultural Context, 2 Bde., Amsterdam 1995
van der Eijk 2005 = Ph. J. van der Eijk (Hrsg.), Hippocrates in Context. Papers read at the XIth International Hippocrates Colloquium, University of Newcastle upon Tyne, 27–31 August 2002, Leiden 2005
Elders 1983 = L. Elders, Vieillesse, mort et mort volontaire dans l'antiquité classique, in: J. Ries (Hrsg.), La mort selon la Bible dans l'antiquité classique et selon le manicheisme, Louvain-la-Neuve 1983, 91–133
Englert 1994 = W. Englert, Stoics and Epicureans on the Nature of Suicide, in: Proceedings of the Boston Area Colloquium in Ancient Philosophy 10, 1994, 88–112
Evenepoel 2004 = W. Evenepoel, The Philosopher Seneca on Suicide, AncSoc 34, 2004, 217–243
Falkner/de Luce 1989 = T. M. Falkner/J. de Luce (Hrsgg.), Old Age in Greek and Latin Literature, Albany 1989
Flashar 1966 = H. Flashar, Melancholie und Melancholiker in den medizinischen Theorien der Antike, Berlin 1966
Flashar 2000 = H. Flashar, Sophokles. Dichter im demokratischen Athen, München 2000
Flashar/Jouanna 1997 = H. Flashar/J. Jouanna (Hrsgg.), Médecine et morale dans l'antiquité (Entretiens sur l'Antiquité Classique XLIII), Genf 1997
Fontanille 2004 = M.-Th. Fontanille, Vieillir à Rome. Approche démographique, Brüssel 2004
Frings 1959 = H.-J. Frings, Medizin und Arzt bei den griechischen Kirchenvätern bis Chrysostomos, Dissertation Bonn 1959
Fündling 2006 = J. Fündling, Kommentar zur Vita Hadriani, 2 Bde., Bonn 2006
Garrison 1991 = E. P. Garrison, Attitudes towards Suicide in Ancient Greece, TAPhA 121, 1991, 1–34.

Geiger 1888 = K. A. Geiger, Der Selbstmord im klassischen Altertum, Augsburg 1888

Geus 2002 = K. Geus, Eratosthenes von Kyrene. Studien zur hellenistischen Kultur- und Wissenschaftsgeschichte, München 2002

Gnilka 1971 = Ch. Gnilka, Altersklage und Jenseitssehnsucht, JbAC 14, 1971, 5–23

Gourevitch 1969 = D. Gourevitch, Suicide among the Sick in Classical Antiquity, Bull. Hist. medicine 43, 1969, 501–518

Gourevitch 1984 = D. Gourevitch, Le triangle hippocratique dans le monde gréco-romain. Le malade, sa maladie et son médecin, Paris 1984

Griffin 1986 = M. Griffin, Philosophy, Cato and Roman Suicide, G & R 33, 1986, 64–77. 192–202

Grisé 1982 = Y. Grisé, Le suicide dans la Rome antique, Montreal 1982

Gruss 2007 = P. Gruss (Hrsg.), Die Zukunft des Alterns. Die Antwort der Wissenschaft, München 2007

Gunderson 1998 = M. Gunderson, Stoicism, Suicide and Assisted Death, in: K. K. Boudouris (Hrsg.), Philosophy and Medicine, Bd. 1, Athen 1998, 78–87

Gutsfeld/Schmitz 2003 = A. Gutsfeld/W. Schmitz (Hrsgg.), Am schlimmen Rand des Lebens? Altersbilder in der Antike, Köln 2003

Hankinson 2008 = R. J. Hankinson (Hrsg.), The Cambridge Companion to Galen, Cambridge 2008

Harlow/Laurence 2007 = M. Harlow/R. Laurence (Hrsgg.), Age and Ageing in the Roman Empire (JRA Suppl. 65), London 2007

Herrmann-Otto 2004 = E. Herrmann-Otto (Hrsg.), Die Kultur des Alterns von der Antike bis zur Gegenwart, St. Ingbert 2004

Herrmann-Otto 2008 = E. Herrmann-Otto, Altersdiskurse und Altsein in historischer Vergangenheit: Frühchristliche Altersmodelle in der römischen Antike, in: S. Buchen/M. S. Maier (Hrsgg.), Älterwerden neu denken. Interdisziplinäre Perspektiven auf den demographischen Wandel, Wiesbaden 2008, 75–91

Hill 2004 = T. Hill, Ambitiosa Mors. Suicide and Self in Roman Thought and Literature, London 2004

Hirzel 1908/1967 = R. Hirzel, Der Selbstmord (erstmals 1908), ND Darmstadt 1967

Hölkeskamp 1999 = K.-J. Hölkeskamp, Schiedsrichter, Gesetzgeber und Gesetzgebung im archaischen Griechenland, Stuttgart 1999

Hoffer 1992 = S. E. Hoffer, The Anxieties of Pliny the Younger, Atlanta 1992

Hofmann 2007 = D. Hofmann, Suizid in der Spätantike. Seine Bewertung in der lateinischen Literatur, Stuttgart 2007

van Hooff 1990 = A. van Hooff, From Autothanasia to Suicide. Self-killing in Classical Antiquity, London 1990

van Hooff 2001 = A. van Hooff, Thanatos und Asklepios. Wie antike Ärzte zum Tod standen, in: Th. Schlich/C. Wiesemann (Hrsgg.), Hirntod. Zur Kulturgeschichte der Todesfeststellung, Frankfurt a.M. 2001, 85–101

van Hooff 2004 = A. van Hooff, Ancient euthanasia: ‚good death' and the doctor in the Graeco-Roman world, Social Science & Medicine 58, 2004, 975–985

van Hooff 2005 = A. van Hooff, Vom ‚willentlichen Tod' zum ‚Selbstmord'. Suizid in der Antike, in: A. Bähr/H. Medick (Hrsgg.), Sterben von eigener Hand. Selbsttötung als kulturelle Praxis, Köln 2005, 23–43

van Hooff 2007 = A. van Hooff, From voluntary death to self-murder. The dialogue on self-killing between antiquity and Christian Europe, in: J. Hilton/A. Gosling (Hrsgg.), Alma parens originalis? The receptions of classical literature and thought in Africa, Europe, the United States and Cuba, Oxford 2007, 269–288

Hope 2007 = V. M. Hope, Death in Ancient Rome. A Sourcebook, London 2007

Huttner 2009 = U. Huttner, Sterben wie ein Philosoph. Zur Inszenierung des Todes in der Antike, in: Zimmermann 2009, 295–320

Ihm 2002 = S. Ihm, Drei Anmerkungen zum Hippokratischen Eid, in: A. Thivel/A. Zucker (Hrsgg.), Le normal et le pathologique dans la Collection hippocratique, Nizza 2002, 671–692

Latacz 1991 = J. Latacz, Archaische Periode (Die griechische Literatur in Text und Darstellung, hrsg. von H. Görgemanns, Bd. 1), Stuttgart 1991

Lattimore 1962 = R. Lattimore, Themes in Greek and Latin Epitaphs, 2. Aufl. Urbana 1962

Lebek 2002 = W. D. Lebek, Wie lange soll man leben? Antike Einsichten und Erfahrungen, in: A. Kahrenberg/C. Leitz (Hrsgg.), Heilkunde und Hochkultur II. ‚Magie und Medizin' und ‚Der alte Mensch' in den antiken Zivilisationen des Mittelmeerraumes, Münster 2002, 257–276

Lefèvre 2008 = E. Lefèvre, Philosophie unter der Tyrannis. Ciceros *Tusculanae Disputationes*, Heidelberg 2008

Lesky 1957/58 = A. Lesky, Geschichte der griechischen Literatur, Bern 1957/58

Leven 2005 = K.-H. Leven (Hrsg.), Antike Medizin. Ein Lexikon, München 2005

Lind 1999 = V. Lind, Selbstmord in der Frühen Neuzeit. Diskurs, Lebenswelt und kultureller Wandel am Beispiel der Herzogtümer Schleswig und Holstein, Göttingen 1999

Luchner 2004 = K. Luchner, Philiatroi. Studien zum Thema der Krankheit in der griechischen Literatur der Kaiserzeit, Göttingen 2004

Magdelaine 2003 = C. Magdelaine, Vieillesse et médecine chez les médecins grecs d'Hippocrate à Galien, in: Bakhouche 2003, 61–81

Manetti 2007 = D. Manetti, La cognizione del dolore. Per una interpretazione di P. Oxy. 437, in: V. Boudon-Millot u. a. (Hrsgg.), La science médicale antique. Nouveaux regards. Études réunies en l'honneur de J. Jouanna, Paris 2007, 307–314
Manfredini 2008 = A. D. Manfredini, Il suicidio. Studi di diritto romano, Turin 2008
Mattioli 1995/2007 = U. Mattioli (Hrsg.), Senectus. La vecchiaia nell'antichità. I. Grecia, Bologna 1995. II. Roma, Bologna 1995. III. La vecchiaia nell'antichità ebraica e cristiana, Bologna 2007
Moog/Schäfer 2007 = F. P. Moog/D. Schäfer, Aspekte der Altersdemenz im antiken Rom: Literarische Fiktion und faktische Lebenswirklichkeit, in: Sudhoffs Archiv 91, 2007, 73–81
Müller 2003 = A. M. Müller, Die Selbsttötung in der Lateinischen Literatur der Kaiserzeit bis zum Ende des 1. Jahrhunderts n. Chr., Dissertation Zürich 2003
Murray 1998/2000 = A. Murray, Suicide in the Middle Ages, 2 Bände, Oxford 1998/2000
Parkin 2003 = T. G. Parkin, Old Age in the Roman World. A Cultural and Social History, Baltimore 2003
Potthoff 1982 = T. Potthoff, Euthanasie in der Antike, Dissertation Münster 1982
Reydams-Schils 2005 = G. Reydams-Schils, The Roman Stoics. Self, Responsibility and Affection, Chicago 2005
Rütten 1997 = T. Rütten, Medizinethische Themen in den deontologischen Schriften des Corpus Hippocraticum, in: H. Flashar/J. Jouanna (Hrsgg.), Médecine et morale dans l'antiquité (Entretiens sur l'Antiquité Classique XLIII), Genf 1997, 65–111
Scarpat 2007 = G. Scarpat, L. Annaeo Seneca. Anticipare la morte o attenderla. La lettera 70 a Lucilio, Cremona 2007
Schadewaldt 1977 = H. Schadewaldt, Historische Betrachtungen zum Alterssuizid, Aktuelle Gerontologie 7, 1977, 59–66
Schäfer/Karenberg 2005 = D. Schäfer/A. Karenberg, Alter, Krankheit und Demenz. Historische Anmerkungen zu einem aktuellen Thema, Zeitschrift für Medizinische Ethik 51, 2005, 13–26
Schmitz 2000 = Ch. Schmitz, Das Satirische in Juvenals Satiren, Berlin/New York 2000
Schmitzer 2000 = U. Schmitzer, Velleius Paterculus und das Interesse an der Geschichte im Zeitalter des Tiberius, Heidelberg 2000
Schubert 2005 = Ch. Schubert, Der Hippokratische Eid. Medizin und Ethik von der Antike bis heute, Darmstadt 2005
Seidensticker 1982 = B. Seidensticker, Die Wahl des Todes bei Sophokles, in: J. de Romilly (Hrsg.), Sophocle (Entretiens sur l'Antiquité Classique XXIX), Genf 1982, 105–144

Sherwin-White 1966 = A. N. Sherwin-White, The Letters of Pliny. A Historical and Social Commentary, Oxford 1966

Sieprath 2008 = M. E. Sieprath, Suizid und Euthanasie. Rechtliche und philosophische Anschauungen in der Antike, in: M. E. Moser/M. E. Sieprath (Hrsgg.), Zwischen Leben und Tod. Religionswissenschaftliche Perspektiven auf Sterben und Sterbehilfe, Berlin 2008, 37–52

Sigismund 2003 = M. Sigismund, Über das Alter. Eine historisch-kritische Analyse der Schriften ‚Über das Alter/περὶ γήρως' von Musonius, Favorinus und Iuncus, Frankfurt a.M. 2003

Simón 2009 = F. M. Simón u. a. (Hrsgg.), Formae mortis: el tránsito de la vida a la muerte en las sociedades antiguas, Barcelona 2009

Spahlinger 2005 = L. Spahlinger, Tulliana simplicitas. Zu Form und Funktion des Zitats in den philosophischen Dialogen Ciceros, Göttingen 2005

von Staden 1990 = H. von Staden, Incurability and Hopelessness: The Hippocratic Corpus, in: P. Potter u. a. (Hrsgg.), La maladie et les maladies dans la Collection hippocratique, Québec 1990, 75–112

von Staden 1996 = H. von Staden, ‚In a pure and holy way'. Personal and Professional Conduct in the Hippocratic Oath, Journal of the History of Medicine and Allied Sciences 51, 1996, 404–437

von Staden 1997 = H. von Staden, Character and Competence. Personal and Professional Conduct in Greek Medicine, in: H. Flashar/J. Jouanna (Hrsgg.), Médecine et morale dans l'antiquité (Entretiens sur l'Antiquité Classique XLIII), Genf 1997, 157–195

von Staden 2007 = H. von Staden, ‚The Oath', the Oaths, and the Hippocratic Corpus, in: V. Boudon-Millot u. a. (Hrsgg.), La science médicale antique. Nouveaux regards. Études réunies en l'honneur de J. Jouanna, Paris 2007, 425–466

Thane 2005 = P. Thane (Hrsg.), Das Alter. Eine Kulturgeschichte, Darmstadt 2005

Thiel 2001 = R. Thiel, Philosophie als Bemühung um Sterben und Tod. Tugendlehre und Suizidproblematik bei Platon und den Neuplatonikern, Antike und Abendland 51, 2001, 21–40

Thompson 1911 = C. L. Thompson, Taedium vitae in Roman Sepulcral Inscriptions, Saint Louis 1911

Tilg 2004 = S. Tilg, „Komm, süßer Tod." Zu den ‚süßen Eumeniden' in Sophokles' Ödipus auf Kolonos v. 106, RhM 147, 2004, 19–25

Timmer 2008 = J. Timmer, Altersgrenzen politischer Partizipation in antiken Gesellschaften, Berlin 2008

Vogt 1982 = J. Vogt, Euthanasia – antik und modern, Saeculum 33, 1982, 68–73

Voisin 1987 = J.-L. Voisin, Apicata, Antinous et quelques autres, MEFRA 99, 1987, 257–280

Voisin 1993 = J.-L. Voisin, Visages de la mort volontaire à l'époque de Claude, in: Y. Burnand u. a. (Hrsgg.), Claude de Lyon. Empereur romain, Paris 1993, 181–189
Voisin 1999 = J.-L. Voisin, L'Histoire Auguste et la mort volontaire, in: F. Paschoud (Hrsg.), Historiae Augustae Colloquium Genevense (HAC VII), Bari 1999, 301–316
Voisin 2002 = J.-L. Voisin, Le corps du suicidé, in: Ph. Moreau (Hrsg.), Corps romains, Grenoble 2002, 313–327
Voisin 2005 = J.-L. Voisin, Prosopographie des morts volontaires chrétiens (en particulier chez Eusèbe de Césarée), in: M.-F. Baslez/F. Prévot (Hrsgg.), Prosopographie et histoire religieuse, Paris 2005, 351–362
Wacke 1980 = A. Wacke, Der Selbstmord im römischen Recht, ZRG 97, 1980, 26–77
Warren 2004 = J. Warren, Facing Death. Epicurus and his Critics, Oxford 2004
Wittern 1979 = R. Wittern, Die Unterlassung ärztlicher Hilfeleistung in der griechischen Medizin der klassischen Zeit, Münchener Medizinische Wochenschrift 121, 1979, 731–734
Wittern 1982 = R. Wittern, Grenzen der Heilkunst – eine historische Betrachtung (Robert Bosch-Stiftung. Vorträge), Stuttgart 1982
Wolfslast/Schmidt 2005 = G. Wolfslast/K. W. Schmidt (Hrsgg.), Suizid und Suizidversuch. Ethische und rechtliche Herausforderung im klinischen Alltag, München 2005
Zeddies 1994 = N. Zeddies, Verwirrte oder Verbrecher? Die Verurteilung des Selbstmordes von der Spätantike bis zum 9. Jahrhundert, in: G. Signori (Hrsg.), Trauer, Verzweiflung und Anfechtung. Selbstmord und Selbstmordversuche in mittelalterlichen und frühneuzeitlichen Gesellschaften, Tübingen 1994, 55–90
Zimmermann 2009 = M. Zimmermann (Hrsg.), Extreme Formen von Gewalt in Bild und Text des Altertums, München 2009

STELLENREGISTER